U0209306

生酮膳食疗法

如何预防和减缓认知障碍

〔日〕白泽卓二 著　陈静 译

南海出版公司

序

我于 20 世纪 90 年代开始研究阿尔茨海默病,当时医学界对这种病症的研究已有了突破性进展。美国加利福尼亚大学旧金山分校的一个研究小组发表声明说,疑似诱发阿尔茨海默病的高危因素中,有 7 项是可改善的,能在很大程度上预防阿尔茨海默病。这 7 项高危因素分别为:糖尿病、中年高血压、中年肥胖症、抑郁、运动不足、吸烟、低教育水平。除了抑郁和低教育水平外,其他 5 项都是一些不良生活习惯及与之相关的疾病。简而言之,只要能改善生活习惯,就有可能预防阿尔茨海默病。

但这对于我当时治疗的、已经罹患阿尔茨海默病的患者,全无用处。阿尔茨海默病是一种进行性发展的神经系统退行性疾病,目前仍没有特定的药物或疗法可以完全治愈。甚至,改善症状、减缓病情发展的药物也没有。我只能眼睁睁地看着我的认知障碍患者们一天天加重病情,却无能为力。

为了寻找能够减缓认知症病情加剧、改善病症的方法,我一直坚持查阅和更新世界权威医疗机构发表的相关研究论文。直到我读到美国儿科医生玛丽·T. 纽波特(Mary T.

Newport）的书。她在书中写道，她的丈夫患有早发性阿尔茨海默病，症状日益加重。没想到，纽波特医生尝试让丈夫食用椰子油后，不仅暂停了病情恶化，还成功改善了病症。

椰子油作为一种普通食用油竟然可以改善阿尔茨海默病的症状，我是无论如何都无法相信的。但书中详尽地描写了他们的尝试经历，并以医学数据佐证，于是我确信，这个食疗方案很有价值，可以让我的病人一试。

在接下来的临床诊疗和实验室试验中，我证实了椰子油所富含的中链脂肪酸在肝脏中分解成酮体，对阿尔茨海默病的症状有极大的改善和减缓。我开始指导患者及其家属依照特定配方食用椰子油。有些患者第二天就有了效果，这让我更积极地投入到用酮体治疗阿尔茨海默病的研究中。

为了让酮体发挥更大的作用，我提倡采用生酮膳食疗法——限制米饭、面条等碳水化合物的摄入，扭转人体以葡萄糖为能量源的代谢模式，改以酮体为主要能源。因为阿尔茨海默病的基本病理是，由于"脑内老年斑"的沉积，神经细胞无法摄取葡萄糖。没有了能源，细胞很快衰竭，记忆消失，认知能力退化……葡萄糖的代表食物是构成我们主食的碳水化合物，而酮体的代表食物脂肪，是人类在数千年农耕文明之前，食用了上百万年的果腹之物。生酮膳食起到的作用，与其说是"扭转人体以葡萄糖为能量源的代谢模式"，不如说是让人体回归以酮体为能量源的代谢模式。

如果有读者看到"脂肪"二字开始担忧摄入酮体会发胖，那就多虑了。人体进入生酮代谢模式之后有显著的减肥效果。事实上，许多顶级超模都会食用椰子油来减肥。

本书将尽可能简单地解说以阿尔茨海默病为代表的认知障碍的病理、病因，并详细说明我目前所推行的以椰子油为中心的生酮膳食疗法。希望这种食疗方法能为广大受认知障碍威胁和困扰的读者带来一点益处。

顺天堂大学研究生院医学研究科

白泽卓二

目 录

Chapter 1

第一章　总貌：什么是认知障碍　7

一、首先，你要知道对手是谁　9

　　（一）主力军：阿尔茨海默病　9

　　（二）骑士团：脑血管疾病认知障碍　14

　　（三）伏击者：路易体痴呆　15

二、症状：当它来到你身边　17

　　（一）核心症状　17

　　（二）BPSD——不开心，想打人　19

三、目前的治疗手段及药理　21

　　（一）间接的兴奋剂　21

　　（二）间接的保护者　23

　　（三）研发中，待成功　24

　　（四）试试别人家的药　24

四、轻度认知障碍，别忽视　28

Chapter 2

第二章　解惑篇：谁是真凶　29

一、别担心，它不遗传　31

二、要当心，你的生活习惯　32

  （一）七大潜在诱发因素　33

  （二）敲黑板划重点：警惕高血糖状态　36

三、可怕的魔鬼三角　40

  （一）高血压　40

  （二）高血糖　42

  （三）内脏型肥胖　43

四、动物性油脂，求放过　46

五、运动器官综合征　48

六、厉害了，我们的牙齿　50

　　（一）留下的牙齿越少越容易患认知障碍　50

　　（二）牙齿能否紧密咬合事关重大　51

　　（三）可得好好刷牙了　52

　　（四）增加唾液分泌，保持口腔清洁　53

Chapter 3

第三章　反转篇：重启大脑的"黑科技"　55

一、细胞的电力：葡萄糖　57

二、在谷物称霸餐桌前，酮体才是生命能量源　59

三、葡萄糖与酮体大 PK　60

　　（一）都通过细胞线粒体制造能量　60

（二）长命电池与短命电池　61

四、什么是酮体　63

　　（一）饱和脂肪酸并不是坏蛋　64

　　（二）糖尿病，请别对酮体 Say No　66

五、生酮状态　68

　　（一）当酮体成为电源　68

　　（二）减肥啦　69

Chapter 4

第四章　解决篇：生酮膳食　73

一、借问酮体何处有　75

　　（一）神器就是椰子油　75

　　（二）椰子油的效果也因人而异　79

　　（三）椰子油从哪儿来　81

（四）大脑的呼唤：请用椰子油淹没我　82

（五）如何选择椰子油　83

（六）核心原则：维持酮体水平　86

（七）生酮膳食　89

（八）烹调小贴士　101

（九）椰奶　102

（十）用椰子油进行口腔保健　104

二、植物生化素：抵御认知障碍，算我一个　107

（一）抗氧化的强力军　107

（二）葡萄酒中的多酚　109

（三）绿茶中的儿茶素　110

（四）能够替代非类固醇抗炎药的植物生化素　110

（五）咖喱中的谷氨酰胺　111

三、限制热量　113

四、有氧运动　114

五、使用你的大脑　117

Chapter 5

第五章　问答篇：或许你还想知道　119

Chapter 1

第 一 章

总貌：什么是认知障碍

一、首先，你要知道对手是谁

简单来说，认知障碍就是我们的大脑智能出现异常的病理过程。比如，学习、记忆障碍，失语、失认等，都是大脑智能异常的症状，可算是认知障碍。

属于认知障碍的疾病有很多种，其中最具代表性的是阿尔茨海默病。

其次，也有脑出血、脑梗死之类脑血管疾病引起的认知障碍。

还有少量属于脑内器质病变引起的认知障碍，比如路易体痴呆，前额叶或颞叶病变引起的认知障碍。

下面我简单介绍一下阿尔茨海默病、脑部血管疾病和路易小体病这三种认知障碍。

（一）主力军：阿尔茨海默病

阿尔茨海默病是由于大脑中 β-淀粉样蛋白沉积引起的神经突退缩和神经元变性的疾病。

β-淀粉样蛋白由广泛存在于全身组织细胞的淀粉样前

体蛋白（APP）水解而来。每个人体内都有β-淀粉样蛋白沉积，正常生理状态下是会自然分解的。如果β-淀粉样蛋白由于某种原因没有被分解掉，而在细胞中沉积，就会阻碍神经系统的正常功能。人的年纪越大，自体分解β-淀粉样蛋白的功能就越容易下降，从而增大了阿尔茨海默病的发病风险。

可以这样理解，β-淀粉样蛋白在神经细胞中沉积，形成"脑内老年斑"，导致神经细胞之间传递信息的神经突触功能下降，细胞间的信息传递受阻，就造成了记忆和认知障碍。

阿尔茨海默病还有一层病理，就是Tau蛋白的过度磷酸化。我们神经细胞的骨架，叫作"微管系统"。正常人脑中的Tau蛋白能促进微管形成，维护微管的稳定。但过度磷酸化的Tau蛋白就好像一个默默无闻的人在无声的岁月中慢慢黑化了，它不仅丧失了加固神经骨架的作用，还会破坏正常的神经"骨骼"，使神经轴突运转受损，导致突触丢失神经元，从而引起脑神经退行性病变。

神经细胞的病变，一般会在发病前20～25年就开始悄悄发生。阿尔茨海默病的高发年龄段是70～75岁，也就是说一般在45～55岁，个别患者在45岁之前，就会有β-

阿尔茨海默病在认知障碍中占比 80%

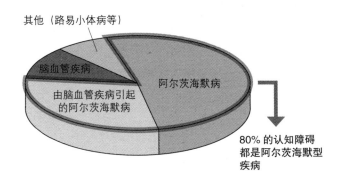

资料来源：Yokota O, et al. : Eur J Neurol, 12 : 782-790, 2005

淀粉样蛋白在脑部沉积，神经细胞开始病变。

　　β-淀粉样蛋白会在整个脑部沉积，特别是颞叶部位。颞叶有主管记忆功能的海马体，因此会导致记忆障碍。短期记忆（即关于最近发生事情的记忆）会受到损害。患有认知障碍的人明明吃过早饭，却会说自己"还没有吃早饭"，这是短期记忆受损的一个典型例子。

　　患上阿尔茨海默病后，症状会不断发展，病程大致分为"轻度""中度""重度"三个阶段。检测认知功能的方法，国际上广泛使用的是《简易智力状态检查量表》(MMSE)，满分为30分，20～23分为轻度认知障碍，19～10分为中度，9分以下为重度。

除此之外，我们医院常用的还有《长谷川痴呆量表》（HDS），满分也是30分，20分以下就会被怀疑患有认知障碍。

当病程处于轻度阶段，由于海马体神经细胞的病变和退缩，患者的短期记忆会出现障碍。比如经常忘记东西放在哪里，不断询问同样的问题，忘记与别人的约定，忘记已经商定的内容，购物时重复购买同样的物品，有时还会弄不清楚当天的日期。

而进行到中度的病状，则会在方位认知方面出现问题，例如会忘记自己身在何处。轻度阶段会在离家较远的地方迷路，进入中度阶段后在家附近也会迷路。还会出现在大夏天穿毛衣、连续几天忘记洗澡等行为错乱。与此同时，患者在情感上的自控能力也会下降：情绪起伏剧烈，常常忽然大喊大叫、冷不丁地发怒。

病况如果进展到重度，会不认得自己的丈夫、妻子、孩子等最亲近的家人，思考能力和判断能力明显下降。容易将衣服穿反，不能在排便后擦净，无法明确地表达自己的意思，也不能理解对方话语所指示的意思。

修订版《长谷川痴呆量表》的9个问题

1	你多大了？
2	今天是哪年哪月哪日？ 星期几？
3	我们现在在哪里？
4	请复述我所说的3个词。 后面还会再问一遍，所以请牢记这3个词。 ①梅花、樱花一类的植物。 ②猫、狗一类的动物。 ③电车、汽车一类的交通工具。
5	请用100依次减7。
6	请把我说的数字倒过来说一遍。 "6、8、2" "3、5、2、9"
7	刚才让你记住的3个词，请重复一遍。 ① ② ③
8	现在向你展示5件物品，然后我会把它们隐藏起来，请你说出刚才看到的物品。
9	请尽量多地说出你知道的蔬菜的名称。

每答对一题就会有相应的加分，得分越高，认知功能越好。

（二）骑士团：脑血管疾病认知障碍

这是认知障碍的第二大类型。顾名思义，这是由脑血管疾病引起的认知障碍。最主要的脑血管疾病是脑卒中，即我们通常说的"中风"。中风包括缺血性卒中和出血性卒中，前者发病率较高，以脑梗死最为常见。出血性卒中则由脑部血管破裂引起，主要有脑出血和蛛网膜下腔出血。

中风的人未必会患上认知障碍，但其发病率会明显上升。如果患者在阿尔茨海默病的基础上伴有脑梗死，他的认知功能会显著下降。

前面说过，阿尔茨海默病主要由 β-淀粉样蛋白沉积引起，发病进程缓慢，长达 20 年。然而，脑血管疾病认知障碍却是伴随中风而来的突发疾病。

脑血管疾病认知障碍与阿尔茨海默病的症状相同。随着认知功能的下降，患者会搞不清楚衣服的穿法；随着思考能力的下降，渐渐会做事颠三倒四、没有章法。大多数患者会变得神思散漫，注意力不能集中，对周围事物反应漠然，没有干劲，白日嗜睡。

脑血管疾病认知障碍还会出现一些特有症状：深夜忽然大吵大闹，心情抑郁，肢体上出现麻痹、疼痛，早期会出现无法走路、尿失禁等情况。

其发病的时间点主要分两种。一种是在中风之后，伴随中风的一系列后遗症——半身不遂、语言障碍等——认知功能慢慢下降；另一种是与中风同时发作。

（三）伏击者：路易体痴呆

这也是一种神经细胞病变、退缩引起的认知障碍，与阿尔茨海默病病理相似。

我们的记忆和情感由大脑的边缘系统掌控。当 α-突触核蛋白由可溶性变为不溶性，在神经系统中异常聚集，就会导致大脑边缘系统的神经细胞死亡，出现路易体痴呆。病情继续发展，引起弥漫性皮质萎缩、海马体萎缩，记忆障碍的症状就出现了。

在阿尔茨海默病的症状中，记忆的识记功能与保持功能[1]明显衰退。而路易体痴呆的认知障碍，患者不仅会在识记和保持功能方面出现问题，还会出现再现功能障碍——无论如何都无法回想起以前记下的事。患者认知物体形状、大小的构成功能和视觉空间功能也会出现问题。

---

[1] 识记、保持和再现，分别属于记忆功能的第一、二、三阶段。

此外，患者还会出现视幻觉，看见不存在的人或小动物，形象活灵活现。在行为上，患者的行动变得迟缓，容易摔倒，出现与帕金森病相似的、安静状态下不停发抖的症状。有的患者在睡觉做梦时会伴随肢体运动和大声呼喊。有时还伴有被害妄想症、抑郁症等。

二、症状：当它来到你身边

我们来对认知障碍的主要症状进行一下梳理。

其核心症状是，由阿尔茨海默病或脑血管疾病等引起的脑部神经系统受损，在患者本人身上呈现出来的认知障碍症状。

（一）核心症状

记忆障碍

记忆障碍是最典型的核心症状，一般表现为无法记住或联想起最近发生的事。

人上了年纪之后都会变得健忘，一时间忘记某人或某物的名字，可以视为正常的良性老年遗忘。但有记忆障碍的人，会忘记刚刚发生过的与自己切身相关的事件，比如跟别人有约、吃过早饭等。

定向认知障碍

定向认知是指对时间、地点、周围的人、周围状况的认知能力。一般来说，患者最先出现的是对时间认知的障碍，弄不清楚"今天是几月几号""现在是哪个季节"等。继而丧失对方位的认知，不知道"自己在哪里""家里的厕所在什么地方"等。有时甚至会非常认真地询问自己的家人："你是谁？"

行为错误

不会穿衣服，不能有目的地行动。

认知错误

无法理解眼前的事物。

语言功能丧失

渐渐不能理解别人说的话，也无法明确表达自己的意思。

逻辑能力丧失

思考和判断的能力出现障碍，渐渐无法订立计划，并按照逻辑顺序采取行动。

比如，要下厨，就要决定菜式、风味和顺序，要按照烹饪的步骤，准备相应的食材、做好预先的处理、有序地下锅烹制。到了用餐时间要用恰当的餐具盛装、按一定的次序上菜，等等。如果丧失了逻辑能力，就无法理解上面这一切。

（二）BPSD——不开心，想打人

伴随上述核心症状，患者在与周围人的相处过程中，会表现出一些行为及精神方面的异常症状（BPSD）。

抑郁
情绪低落、没有干劲，懒得跟人打交道。

焦躁
坐立不安、无法镇定。

妄想
比如忘记自己的钱包放在哪里了，却说自己钱包被偷了。对任何事情都会无端起疑。

幻觉
看见别人看不见的人或物，听到别人听不到的声音，而且都非常真切。

彷徨

比如明明在家中，却说要回家，出门后漫无目的地来回走动，甚至迷路而找不到回家。

饮食行为异常

把不是食物的东西（花、纸片等）认作食物吃掉，甚至有患者会把自己的排泄物放入口中。

暴力攻击行为

忽然发出很大声音，对莫名其妙的事情过度兴奋，大肆叫嚷、手舞足蹈，并有可能随之出现暴力攻击行为。

拒绝看护

拒绝家人或护工的看护，在洗澡、更衣之类的情境下讨厌别人触碰自己的身体。

睡眠规律紊乱

白天嗜睡，夜晚清醒，睡眠黑白颠倒。少数患者会出现连续睡眠数日，之后持续几日保持清醒状态。

三、目前的治疗手段及药理

现阶段，一旦被诊断为阿尔茨海默病，医生通常会开出一些缓解症状的药物，但这些药物都无法阻止病情的发展。

（一）间接的兴奋剂

在日本，使用最多的药物是多奈哌齐（Donepezil）。根据多奈哌齐的药理作用，常常被称为间接的神经兴奋剂。

我们理解事物、进行判断、支配身体、维持生命等活动，都由大脑控制。大脑的指令，需要在神经细胞之间传导。完成这些烦琐的传导工作的是"神经递质"，它们就好比神经系统界的快递公司。这家公司旗下有一队快递小哥，叫作"乙酰胆碱"。正常情况下，这队快递小哥活泼好动爱聊天，容易缠住作为"收件人"的神经细胞，使对方无法继续传导信息。于是我们的身体会在乙酰胆碱来敲门时派出一位"管家"——胆碱酯酶。胆碱酯酶会在接受信息指令后，迅速水解乙酰胆碱，免得它耽误继续传信的任务。

但是，在阿尔茨海默病患者的大脑中，由于 β-淀粉样蛋白沉积，神经细胞功能受阻，活性下降，进而死亡，乙酰胆碱分泌减少。快递小哥人手不足，信息传导功能就会渐渐丧失。

多奈哌齐的药理作用，是罢黜我们的管家胆碱酯酶——药物成分会与胆碱酯酶结合，从而阻止管家对乙酰胆碱的水解，让硕果仅存的乙酰胆碱尽量维持神经细胞的信息传导。

之所以说它是兴奋剂，是因为它能激活神经细胞的信息传导功能，能让人振奋，变得活泼；之所以说它间接，是因为它无法阻止 β-淀粉样蛋白的沉积和 Tau 蛋白的黑化，因此无法阻止认知障碍的恶化。

多奈哌齐基本无毒副作用，根据个人体质不同，可能会出现恶心呕吐、食欲不振、腹泻等消化道不适，以及心速变缓等反应。

除了多奈哌齐，另一种叫加兰他敏（Galanthamine）的药物也有异曲同工的效果，也能阻止胆碱酯酶对乙酰胆碱的分解，还能通过刺激分布在全脑的尼古丁受体，提高患者的认知功能。

另外，还有一种与多奈哌齐作用完全一样的药物，利凡斯的明（Rivastigmine）。这是一种膏药，大约 500 日元硬币大小^①，一日一贴。其药物成分能经皮肤吸收，避免了对肠胃等消化器官造成不适，也可以推荐给拒绝服药或经常忘记服药的患者。

（二）间接的保护者

与多奈哌齐药理相对的一种药物，叫作盐酸美金刚（Menantine Hydrochloride），也是可以缓解认知障碍的口服药物。

在我们的大脑中，神经递质这家快递公司旗下，还有很多队可以承担送信任务的快递小哥，除了乙酰胆碱，还有谷氨酸。谷氨酸的独特之处在于，它是我们中枢神经系统含量最高、分布最广、作用最强的兴奋性神经递质，能跟以 NMDA 受体为代表的多个受体结合，传递信息。但是，过量的谷氨酸会过度刺激 NMDA 受体，使其功能下降，甚至导致神经细胞死亡。

盐酸美金刚的药理，就是通过与 NMDA 受体结合，对其进行保护，使其免受过量谷氨酸的刺激。

————————

①直径约 2.5 厘米。

(三) 研发中, 待成功

以上介绍的药物, 都只能缓解阿尔茨海默型认知障碍的症状, 不能抑制病情发展, 更不用说从根本上治疗了。

之前提到过, 诱发阿尔茨海默病的、沉积在大脑中的β-淀粉样蛋白, 是由淀粉样前体蛋白 (APP) 经β-分泌酶和γ-分泌酶水解而来。现阶段的研究发现, 阻止这两种酶发挥作用, 就能够阻止β-淀粉样蛋白的形成。

另外, 目前正在进行的研究还有: 调动人体的免疫功能, 提取能够攻击β-淀粉样蛋白的抗体, 从而制造出可以治疗阿尔茨海默病的药物。

不过, 这些研发是否能够成功, 尚不敢保证; 即便研究成功了, 到真正投入应用还需很长时间。

(四) 试试别人家的药

如今, 医学界还出现了使用其他疾病的药物来治疗认知障碍的动向。

其中之一便是治疗糖尿病的胰岛素。

糖尿病分好几种类型, 90%以上都是因生活方式不合理,摄入过多碳水化合物（糖分）导致的 2 型糖尿病。其次（大概 5% 左右）便是 1 型糖尿病，由于某种原因胰岛 B 细胞无法分泌胰岛素，而胰岛素的作用是把葡萄糖输入细胞内，成为细胞的能量源。

反观阿尔茨海默病，由于 β-淀粉样蛋白在脑部的神经细胞中沉积，使得脑神经无法吸收作为能量的葡萄糖。在这一点上，阿尔茨海默病与糖尿病何其相似。正是因此，医学界也将阿尔茨海默病称为"3 型糖尿病"。事实上，研究发现，在阿尔茨海默病初期，包括海马体在内的脑部区域的确会呈现胰岛素浓度较低的状况。

美国维克森林大学浸信会医学中心的苏珊娜·克拉夫特博士（Dr. Suzanne Craft）带领的研究小组，曾对阿尔茨海默病患者通过鼻部投予胰岛素药物 21 天，结果显示，患者的语言和视觉信息确认功能获得了短暂的改善。研究小组对外公布，胰岛素鼻腔喷雾剂有望成为轻度认知障碍和阿尔茨海默型认知障碍的治疗药物。

众所周知，治疗 1 型糖尿病通常采用的是皮下注射胰岛素，但克拉夫特博士在对阿尔茨海默病患者投予药物时，为何采取的是鼻腔喷雾呢？

这是因为，如果进行皮下注射，胰岛素将被血脑屏障^①阻隔，无法到达大脑。而鼻腔喷雾剂可以直接对鼻腔深处、叫作嗅球的大脑边缘系统神经产生药效，让胰岛素直达中枢神经系统。

另外，如果认知障碍患者并不是糖尿病患者，对其进行皮下注射，会导致其血液中的胰岛素含量急剧上升，致使患者步履蹒跚，甚至低血糖昏迷。

除了鼻腔投予胰岛素，还有一种尝试，使用的是预防脑梗死复发的药物——西洛他唑（Cilostazol）。在临床治疗中，西洛他唑是抑制血管中形成血栓（血液结块）的药物。

2014 年，日本医疗系统相关领域的几位医生以临床数据为基础联合发表了一篇有关西洛他唑能够有效预防认知障碍的研究论文。

论文指出，患者脑内沉积的 β-淀粉样蛋白会进入血管，经由血液排出体外。但是如果 β-淀粉样蛋白过量，来不及排出，就会在血管壁内沉积下来，使血管变硬变脆、容易破裂，引发脑出血，进而加重认知障碍。西洛他唑有疏通血管

_____

①指血浆与脑细胞、脑脊液之间的屏障，能够阻止有害物质由血液进入脑组织。

的作用，能够高效排出过量形成的β-淀粉样蛋白，抑制其在脑部神经细胞及血管中沉积。

自2015年5月起，由日本国立循环器疾病研究中心牵头，京都医疗中心、东京都老年保健医疗中心、大阪市综合医疗中心、三重大学医学部附属医院、神户大学医学部附属医院等11家医疗机构的相关医师主导，已经开始对轻度认知障碍患者使用西洛他唑的效果及安全性进行临床试验。至于是否真正有效还需耐心等待验证结果。

对于已经饱受认知障碍折磨的患者及照顾者的家庭来说，这些研发和尝试中的新药不过是画饼充饥。我们呼唤一种安全、有效、容易做到的抵御认知障碍的处方。

四、轻度认知障碍，别忽视

当患者出现轻度认知障碍时，即便认知功能已经出现问题，但由于尚未对日常生活造成困扰，患者及其家人多半不够重视，或因某种缘由尽量避免求医。另一方面，按照现行医疗系统对认知障碍的判断基准，轻度的认知障碍也不会得到明确的诊断。

然而，根据我多年的医疗实践，我们之所以不能有效阻止认知障碍的恶化，正是因为所有的治疗都是在下诊断之后才开始，而这时候病程至少已发展到中期，为时已晚。如果能够在认知障碍尚处轻度时被发现，及时采取应对措施，就有可能阻止认知功能缓慢丧失的趋势。

我认为，首先要注意预防阿尔茨海默病和脑血管疾病。容易导致认知障碍的脑出血或脑梗死，其患者在发病之前多伴有高血压、糖尿病、动脉硬化、内脏型肥胖等由不良生活习惯造成的疾病。近期也发现，阿尔茨海默病的发病原因中，也有几项是生活习惯病导致。

因此，在轻度阶段，重新审视自己的生活习惯，特别是饮食习惯，预防生活习惯病是预防认知障碍最根本有效的方法。

Chapter 2

第 二 章

解惑篇：谁是真凶

一、别担心，它不遗传

许多来我这里就诊的阿尔茨海默病患者家属，都会问我这样的问题：

"白泽大夫，阿尔茨海默型的认知障碍，会不会遗传？"

对认知障碍患者的家人而言，我非常理解这种"明天会不会轮到我"的担心。从结论上来说，遗传的概率很低。在日本人中，因遗传导致的阿尔茨海默型认知障碍患者只有3%，而绝大多数病例发病前都有不良生活习惯，或患有相关的生活习惯病。

二、要当心，你的生活习惯

请看这张《易患认知障碍生活习惯表》，先来检查一下你的日常生活吧。

易患认知障碍生活习惯表

请在符合自己情况的项目前打✓

☐　特别喜欢吃米饭、面包、面条等，每餐必吃。
☐　讨厌鱼，几乎不吃。
☐　不常吃蔬菜。
☐　每天吃快餐、速食食品或罐头食品。
☐　喜欢口味重的小菜。
☐　严重挑食。
☐　在家的大部分时间在看电视或看书。
☐　没有散步或慢跑等运动习惯。
☐　血糖和血压偏高。
☐　有蛀牙或牙周炎等。
☐　有肥胖倾向。

☐	没有兴趣爱好，稀里糊涂过日子。
☐	未来不明朗时，常做最坏的打算。
☐	最近很少放声大笑。
☐	没有喜欢的异性（包括明星）。

5 个√以上

您的生活方式非常容易患上认知障碍。请重新审视自己的生活习惯，从现在开始努力改善那些打√的项目吧。

2 ～ 4 个√

表中所列项目都是患上认知障碍的高危条件，请改善那些与自己情况相符的项目。

1 个√以下

您的生活方式患认知障碍的几率较小。今后也请维持这样的生活习惯，远离风险。

　　各位读者有几项打了√呢？打√数量越多，今后患认知障碍的风险越高。已经患上认知障碍的读者，估计患病之前一直过着这样的生活的吧。

（一）七大潜在诱发因素

　　关于阿尔茨海默型认知障碍的潜在诱发因素的相关研究

报告中，有两份比较有意思。

第一份是《世界阿尔茨海默病 2014 年报告》（World Alzheimer Report 2014）。这份报告是英国伦敦大学国王学院心理学与神经科学学院的马丁·普林斯教授（Professor Martin Prince）带领的研究小组，受国际阿尔茨海默病协会（ADI）委托发布的。

报告中称，通过对糖尿病、高血压的治疗和控制，戒烟，减少脑血管疾病的发病因素，有可能降低认知障碍的发病几率。报告还特别指出，糖尿病会使认知障碍的发病率提高 50%，肥胖及运动不足是导致糖尿病及高血压的重要因素，应该将其作为改善对象。

第二份研究报告是《阿尔茨海默病与认知障碍潜在危险因素的概括性分析》。报告推测出了阿尔茨海默型认知障碍的致病原因中，有 7 个可以改善的致病因素。发表此报告的是美国加利福尼亚大学旧金山分校的克里斯廷·亚夫教授（Professor Kristine Yaffe）带领的研究小组。报告于 2010 年在美国国立卫生研究院（NIH）发表。

在引起认知障碍的致病因素中，有 7 项可以改善，其中包括糖尿病、中年高血压、中年肥胖、抑郁、运动不足、吸烟、低教育水平。据亚夫教授推测，如果将这 7 项因素减少

阿尔茨海默型认知障碍的 7 项可改善致病因素

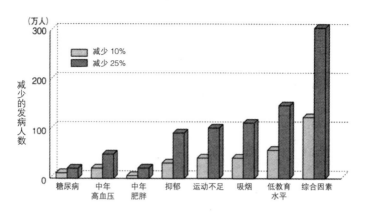

这 7 种致病因素如果能够减少 25%，全世界阿尔茨海默型认知障碍病例将减少 300 万。

根据亚夫教授论文数据制表

10% ～ 25%，就能减少 3% ～ 9% 的阿尔茨海默型认知障碍发病几率。

我比较关注的是第一份报告中提到的糖尿病、高血压、吸烟、肥胖、运动不足，和第二份报告中所指可改善的致病因素中，除却抑郁和低教育水平之外的其他 5 项。运动不足和肥胖是导致生活习惯病的重要因素。而糖尿病、中老年高血压、中年肥胖本身就是生活习惯病。为了预防认知障碍，我将在后面提出的生酮膳食方案——摄入以椰子油为首的中链脂肪酸和限制碳水化合物双项并举的方案，正是基于以上研究成果。

（二）敲黑板划重点：警惕高血糖状态

我们在第一章提到过，阿尔茨海默型认知障碍又被称为"3型糖尿病"。事实上，早有调查结果表明，糖尿病患者或潜在的糖尿病患者是阿尔茨海默型认知障碍的高危群体。其中最有名的报告之一是以日本福冈县久山町（人口约为8400）居民为对象的流行病学调查。

主持此次调查的是九州大学医学研究院环境医学领域的清原裕教授，这个研究小组从1961年开始对该地区所有居民的健康状况进行了长达50年的跟踪研究。共进行了4次大规模调查，分别为1985年（调查人数887人，受诊率95%）、1992年（调查人数1189人，受诊率97%）、1998年（调查人数1437人，受诊率99%）和2005年（调查人数1566人，受诊率92%）。主要关注在调查起始时没有患病的人有多少此后出现了认知障碍，以及与之相关的致病因素到底是什么。此外，大多数患者接受了研究人员在其去世后进行脑部解剖，以确诊病情、研究病理。

长年的流行病学调查得出的结论是，高血糖和高血压会提高患认知障碍的风险。

我们来看两组数据。正常人的阿尔茨海默型认知障碍的发病率是每年 8.6 人／千人，而糖尿病患者的发病率是每年 14.2 人／千人，是正常人的 1.7 倍。另外，在糖耐检查中，空腹状态下口服 75 克葡萄糖两小时后血糖值偏高（IGT）的潜在糖尿病患者，其患病率也比正常人高。空腹状态下血糖值偏高（IFG）的潜在糖尿病患者比正常人发病几率低。由此可以推测，餐后高血糖与认知障碍有一定相关性。

解剖得出的结果使这个结论更加明确。IGT 血糖值越高的人，脑内的 β-淀粉样蛋白沉积斑越多。餐后急剧上升的高血糖状态，被认为是脑内神经细胞发生了氧化应激反应（参照第 127 页），导致了脑内老年斑沉积。而且已经确认，在糖尿病发病之前的患有高胰岛素血症的患者，会加快脑内老年斑的形成。据此可以推测，神经细胞一旦无法使用葡萄糖，就无法分解 β-淀粉样蛋白，非常容易沉积脑内老年斑。

另一方面，从脑血管疾病认知障碍的发病率来看，相对于正常人的每年 5.1 人／千人，糖尿病患者的概率高达每年 8.7 人／千人，潜在糖尿病患者为每年 7.8 人／千人，发病率

阿尔茨海默型认知障碍的发病率相关性

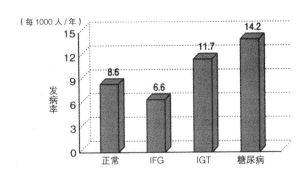

脑血管疾病认知障碍的发病率相关性

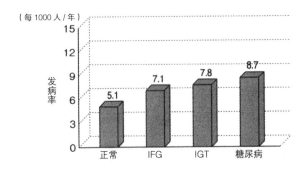

日本福冈县久山町 60 岁以上居民 1017 人，1988 ～ 2003 年数据

相关性十分明显。

这份流行病学调查报告发表之后，引起了全世界的关注和深度研究。其中，对胰岛素和 β－淀粉样蛋白之间关系的研究尤其重要。目前研究认为，胰岛素降解酶（IDE）也能降解 β－淀粉样蛋白。因此，正常人脑内也会产生 β－淀粉样蛋白，但因为会被分解，所以不会沉积。而患上糖尿病或餐后高血糖，为了使上升的血糖恢复到初始值，身体会分泌大量的胰岛素。继而，大量的胰岛素降解酶也都投入到分解胰岛素的工作中，不能及时被分解的 β－淀粉样蛋白就会沉积在神经细胞内。

三、可怕的魔鬼三角

（一）高血压

高血压也是认知障碍、尤其是脑血管疾病认知障碍的致病因素，与糖尿病不相上下。这一点在清原裕教授的流行病学调查中已经非常明确。

当心脏将血液输送出来时，血管所承受的压力叫收缩压；血液在全身循环一圈之后回到心脏，此时血管承受的压力叫舒张压。测量血压时，收缩压显示的是血压的最高值，因此也叫最高血压，舒张压是最低血压。

血压越高，血管承受的压力越大。我们的动脉血管承受着压力值较高的收缩压，血管中血液流速较快。动脉血管自内而外由内膜、中膜、外模构成。内膜又由内皮细胞、平滑肌、内弹性膜三层结构构成。中膜由平滑肌和外弹性膜构成，外膜由结缔组织构成。正如描述，动脉非常厚，而且平滑肌非常柔软富有弹性，即便血流带来较高的压力也不会破裂。

但是，随着年龄的增长，动脉会变硬变脆，此时再让血管承受过高压力，就很容易破裂。

高血压不仅会加重血管负担，也容易使血管内壁出现创口。血液中的低密度脂蛋白（LDL）一旦从创口进入动脉血管壁内侧，就会被巨噬细胞（一种免疫细胞）抓住，其残余会沉积在动脉壁内，逐渐形成动脉粥样硬化性斑块，使血管内腔变窄，最终阻塞血管。如果动脉硬化发生在脑部，变窄的血管内腔很容易出现血栓，引起脑梗死，或是阻塞血管直至破裂引起脑出血。

各阶段血压水平与脑血管疾病认知障碍发病率的相关性

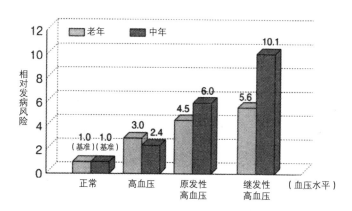

日本福冈县久山町老年居民 668 人，1988 ～ 2005 年数据
日本福冈县久山町中年居民 534 人，1973 ～ 2005 年数据

因此，血压越高，出现脑血管疾病认知障碍的风险越大。特别是继发性高血压患者——中年时就表现出收缩压在160mmHg以上、舒张压在110mmHg以上——得脑血管疾病认知障碍的几率是血压正常人群的10倍左右。相对于进入老年之后血压开始升高的人来说，中年时就患有高血压的人更容易得脑血管疾病认知障碍。

（二）高血糖

高血压会加速动脉硬化，诱发脑血管疾病认知障碍。事实上，高血糖也会加速动脉硬化。

健康人餐后血糖值上升，胰岛 B 细胞就会分泌胰岛素来分解血液中的葡萄糖。但潜在糖尿病患者进餐后血糖值会剧烈上升、高居不下（餐后高血糖）。或许是胰岛素分泌量太少，或许是分泌时机过迟，又或许是胰岛素抵抗（Insulin Resistance），他们的血糖值一旦上升就很难降下来。这一餐的血糖值刚刚要下降，却已到了下一次进餐时间，血糖值又飙升起来。这种情况反复出现。餐后高血糖对血管壁带来的损害，就像足球比赛中球员的钉鞋对球场的伤害一样。我们常称之为"葡萄糖鞋钉"。健康的人，即使餐后血糖值会上升，也不会像糖尿病患者或潜在糖尿病患者那样剧烈。就好比葡萄糖鞋钉的钉尖被磨圆了，不会伤及血管壁。但糖耐量异常的人，餐后血糖值常常超过2000mg/L，就好比血管壁遭到了尖锐的钉鞋踩踏。这种情况一直持续下去，就会使动脉硬化恶化。

想要知道自己餐后血糖高不高，可以试一下之前提到的糖耐检查：空腹状态下口服75克葡萄糖并在两小时后测血糖。不过，糖耐检查是为了诊断是否患有糖尿病而进行的血液检查，比较费时费力。我在这里教大家一个简单的判断方法：如果餐后30～60分钟时段内总是感到困倦，就应该去正规医院检查一下是否存在餐后高血糖的隐患。因为当人体进入高血糖状态，为了降低急剧上升的血糖值，大量的胰岛素被分泌出来，就会有倦意袭来。

（三）内脏型肥胖

正如马丁·普林斯教授在《世界阿尔茨海默病2014年报告》中指出的，中年肥胖，尤其是内脏型肥胖，不仅是高血压和糖尿病的致病因素，也会增加患认知障碍的风险。

看到"内脏型肥胖""高血压""糖尿病"三个词，会联想到什么？没错，是代谢综合征（Metabolic Syndrome）。代谢综合征是人体的蛋白质、脂肪、碳水化合物等发生代谢紊乱的病理状态，是在内脏型肥胖基础上，伴有糖尿病、高血压、高血脂等两个以上的生活习惯病的状态。摄入的糖分和脂肪无法正常代谢，会变成内脏脂肪积蓄下来，成为引发糖尿病和高血脂的危险因素。而且，就像之前提到的，生活习惯病会加速动脉硬化，又会进一步提高脑卒中、心绞痛、心肌梗死等致命疾病的发病风险。代谢综合征的可怕之处在于，这是一组复杂的代谢紊乱症候群，各疾病之间互有不良影响，许多潜在的危险因素互相叠加，会使疾患恶化，急速推进动脉硬化。

此外，内脏型肥胖会让胰岛素功能下降，导致胰岛素抵抗。内脏脂肪不是单纯的甘油三酯堆积，而是由各种各样的生理活性物质分泌产生。其中有一种来自单核巨噬细胞的肿瘤坏死因子（TNF-α），如果这一物质过量，就会引起胰岛素抵抗，使血糖值飙升。因此，内脏型肥胖的人，很容易得糖尿病。

内脏脂肪还会分泌一种跟 TNF-α 作用正好相反、降低血糖值的生理活性物质——脂联素（ADPN）。脂联素能够修复因糖尿病或高血压造成的动脉硬化，还能延缓细胞和肌肉对葡萄糖的利用速率。但是，如果人体处于内脏型肥胖的状态，内脏脂肪过剩，脂联素的分泌量就会减少。脂联素不足，葡萄糖就无法转化为能量被高效利用，从而导致血糖值上升。血液中游离的葡萄糖会转化为甘油三酯被储存在脂肪组织中，又进一步加重内脏脂肪的滞留。就这样，进入脂联素分泌量继续减少的恶性循环当中。

同时，由于内脏脂肪增加而导致的脂联素分泌减少，又会引起胰岛素抵抗。胰岛素抵抗会导致肾脏对盐分的代谢功能下降，进而致使血压上升。

四、动物性油脂，求放过

回归我们的生活场景，在日常饮食中，我们会摄入短链脂肪酸和长链脂肪酸，但如果摄入过量，就会提高患高血脂、脂肪肝、内脏型肥胖、动脉硬化等生活习惯病的风险。

短链脂肪酸和长链脂肪酸都是来源于动物的饱和脂肪酸，在牛、猪、鸡等禽畜的油脂和黄油等乳制油脂中含量较多。在不同的温度下会呈现固体或液体的不同状态。这两种脂肪酸在肝脏中会合成低密度脂蛋白胆固醇（LDL-C，坏的）和高密度脂蛋白胆固醇（HDL-C，好的），输送到血液当中，如果过量，血液会变得黏稠。还会使血液中的血小板凝结，进一步增加血液黏稠度，使血流变缓。

低密度脂蛋白胆固醇本身不是动脉硬化的元凶，但当它在血液中含量过高，会引起氧化应激反应，提高动脉硬化发病风险，加快动脉硬化进程。

另外，这两种过量的脂肪酸，还会在肝脏中合成甘油三酯，在肝脏细胞中堆积，引发脂肪肝。肝脏中盛装不下的甘油三酯会被运输至脂肪组织，这就成为了内脏型肥胖的原因。

最为重要的是，短链脂肪酸和长链脂肪酸与阿尔茨海默病关系紧密。

美国一家专业医疗机构曾在芝加哥市进行一次大规模调查，针对 65 岁以上的健康老年人，证实了来源于动物的饱和脂肪酸会提高阿尔茨海默病的发病风险。研究小组对调查对象的饱和脂肪酸摄入量进行了长达 4 年的跟踪调查，发现饱和脂肪酸摄入量越多的人，阿尔茨海默病的患病率越高。具体来说，摄入量高的一组比摄入量低的一组发病率高了 2.2 倍。

另一个研究小组通过改写基因，让 3 个月大的试验白鼠患上阿尔茨海默病，把这些白鼠分成两组，其中一组投喂含动物性饱和脂肪酸 60% 的饵料，另外一组投喂脂肪酸含量 10% 的饵料，连续投食 6 个月后，测量 β–淀粉样蛋白在其脑神经细胞中的沉积量。结果显示，投喂高脂肪含量饵料的一组白鼠记忆力显著下降，经过解剖，其神经细胞内，β–淀粉样蛋白沉积斑的面积是另一组的两倍。

这些流行病学调查和动物试验的结果都非常明确，要尽量减少食用富含短链和长链脂肪酸的食品。

五、运动器官综合征

所谓运动器官综合征（Locomotive Syndrome），是指由于腰腿疼痛、骨质疏松、平衡能力及体力下降，导致骨头、关节、肌肉等功能下降，需要长期卧床、他人护理的状态。

老年人患上阿尔茨海默型认知障碍的一个重要转折点是，因意外摔倒致使髋关节等部位骨折，从此开始需要长期卧床，由他人来进行基础护理。为了不让事态发展至此，不妨自查一下是否存在运动器官综合征的隐患。

运动器官综合征检测

请在符合自己情况的项目前打√。

☐ 无法单脚站立脱袜子。
☐ 上台阶时需要扶扶手。
☐ 无法持续步行 15 分钟以上。
☐ 稍微麻烦些的家务活（使用吸尘器清洁或收放被褥等）做起来有困难。

| □ 在家中绊脚或滑倒。 |
| □ 无法在一个绿灯的时间内通过人行横道。 |
| □ 手提两千克的重物（大约两个 1 升牛奶的分量）从超市回家
　有困难。 |

评价

即使只有 1 个√，也应警惕运动器官综合征。

* 注意不要强行完成上述项目，注意不要摔倒。如果腰腿或关节疼痛、体力衰退、走路蹒跚等症状越来越严重，请寻求专业医师帮助。

六、厉害了，我们的牙齿

（一）留下的牙齿越少越容易患认知障碍

如果我说"牙齿数量与认知障碍之间密切相关"，你会不会很惊讶？

多项研究表明，口中留下的牙齿数量越少，认知障碍的发病几率就越高。日本政府在 2015 年 1 月正式决定将研究认知障碍的对策作为首要战略。在这项战略中，牙科医生和药剂师联合提出了"提高认知障碍应对能力，加强口腔功能管理"的方案，提议增设以牙科医生为对象的研修培训。

日本东北大学牙科专业对 1167 位 70 岁以上的老年人进行了牙齿数量与认知障碍的相关性调查。普通人的牙齿数量为 28 颗（除去智齿），根据该调查结果，健康的 652 位老年人平均剩余牙齿 14.9 颗，而疑似患有认知障碍的 55 人平均剩余牙齿数量是 9.4 颗。而且，对照组中，认知功能越是低下，存留的牙齿数量越少，牙齿残缺之后也没有做任何处理。日本厚生劳动省对爱知县约 4400 位老年人做了跟踪调查，发现牙齿几乎掉光且不使用假牙（镶牙）的老年人患上认知障碍的几率是牙齿还剩 20 颗以上的老年人的 1.9 倍。

根据以上结果，研究小组分析，牙齿数量少、咀嚼能力弱可能导致大脑的认知功能下降。另外，牙齿掉落之后如果使用义齿，能够在一定程度上控制认知障碍的发病几率。

位于牙根与牙槽骨之间的牙周膜，扮演着把从牙齿得到的信息传入到脑部神经系统的重要角色。牙周膜是认知食物软硬、厚薄等信息的感受器，辅助大脑发出指令，以符合食物的节奏和强度进行咀嚼。如果拔掉牙齿失去牙周膜，食物的信息就无法传达至大脑，咀嚼细碎食物的能力就会退化，过不了多久，人就会开始食用无须咀嚼的流食，这对大脑的影响非常大，会导致大脑开始萎缩。

（二）牙齿能否紧密咬合事关重大

研究表明，牙齿能否咬合对认知障碍的发病率也有影响。

如果上下牙齿不能紧密咬合，会对下巴的关节及肌肉造成不良影响，这一点大多数人都知道。但并不仅仅如此，它还会影响控制下巴开合的关节和肌肉，最终波及大脑。

这在动物试验中已经得到证实：把试验用白鼠的白齿咬合面削掉，只让门齿可以咬合，结果发现，白鼠脑中的 β－

淀粉样蛋白增加了 3 倍。还有一个有意思的现象：削掉白鼠白齿咬合面 4 周之后，恢复白齿咬合，再过 4 周检验 β-淀粉样蛋白的数值，发现指数回到了正常状态。

牙齿不能紧密咬合，会提高阿尔茨海默型认知障碍的发病率，如果经过治疗使其恢复紧密咬合，就有可能阻止并改善认知障碍的发展。

基于此，生活中的一些不良习惯，需要我们引起重视。比如晚上枕高枕头睡觉，会使下巴往后移动。这不仅会加重下巴关节的负担，使周围肌肉紧张，而且因为下巴长时间处在一个不自然的位置，也会对特定的牙齿造成损害。另外，很多人有跷二郎腿的习惯，这也会对下巴的关节带来不良影响。如果跷着二郎腿吃饭，会使上下齿在关节左右错位的状态下咀嚼食物，由此造成的危害不可小觑。

（三）可得好好刷牙了

导致掉牙的原因中，约有四成是蛀牙，约有五成是牙周疾病。

许多人在成年之后患上的蛀牙，都是儿时蛀牙的复发。唾液中的变形链球菌，会在首次蛀牙诊疗之后进入填充物，从而导致蛀牙在成年后复发。

下面我再解说一下牙周疾病的致病链条。随着年龄增长，牙槽骨萎缩，牙根部分会暴露出来。我们的牙齿，在牙床以上的部分（牙冠），其表面覆盖着一层牙釉质。牙釉质99%的成分都是钙，是人体中最坚硬的部分。被牙釉质包裹的是构成牙主体的牙本质，但牙根部位并无牙釉质包覆，一旦暴露出来，便容易蛀牙。人到30岁以后，牙齿与牙龈之间的牙周袋变深，牙周病几率上升。牙周病开始阶段是牙龈炎，使牙周袋出现沟槽，滋生牙菌斑导致牙龈红肿。如果不及时治疗，牙龈炎就会发展成牙周炎，当炎症继续发展进入牙槽骨，牙齿便开始松动掉落。

为了预防蛀牙及牙周病，保持口腔清洁非常重要。进餐后要立刻刷牙。认真仔细地刷每一颗牙齿的里面、外面，还有臼齿的上面。最好用牙间刷把牙齿缝隙中的食物残渣都清理出来。

（四）增加唾液分泌，保持口腔清洁

我们的唾液中有抑制变形链球菌滋生的抗菌物质，可以帮助我们保持口腔清洁。但是，随着年龄的增长，唾液的分泌量会减少，于是便形成了容易导致蛀牙和牙周疾病的口腔环境。

负责调整人体各项功能的植物神经主导唾液分泌。白天，特别是紧张、有压力的时候，植物神经中的交感神经处于优势地位、发挥主要作用；而下班回家、沐浴放松等时刻，副交感神经处于优势地位、发挥主要作用。两种情况下分泌的唾液，前者比较黏稠，而后者比较清澈。如果分泌黏稠唾液的状况过多，唾液循环系统就会变坏，唾液带来的清洁口腔的作用会下降，这种状态长期持续，就容易引发蛀牙和牙周疾病。

要想掌控唾液的品质，可以用舌尖顺着牙齿表面的牙龈转圈。左右各转 20 次，就会自然而然地分泌高品质的唾液。而且，脑内负责运动和感觉的神经中约有三分之一跟口腔周围的运动和感觉相关。通过大幅度活动舌头，能够刺激脑部神经，对预防认知障碍也可起到一定作用。

综上所述，糖尿病、高血压、内脏型肥胖，乃至口腔健康隐患等生活习惯病，跟认知障碍紧密相关。重新审视一下自己的生活，改善不良习惯非常重要。

Chapter 3
第 三 章

反转篇：重启大脑的"黑科技"

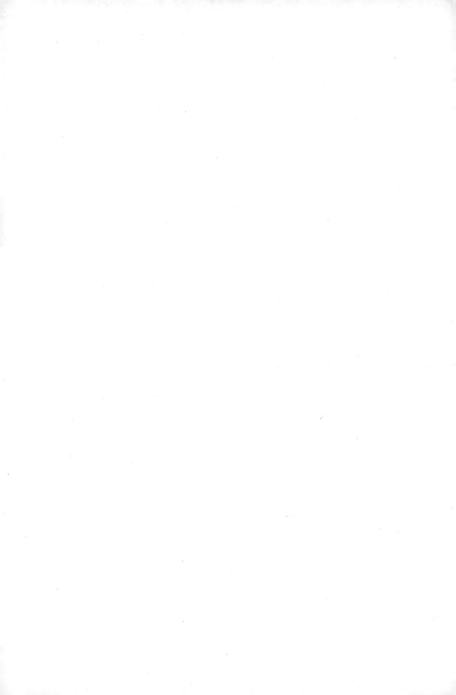

一、细胞的电力：葡萄糖

我们在第一章已经探讨过，80% 的认知障碍都是阿尔茨海默型疾病。而神经细胞死亡、退化的主要原因，是神经系统中沉积的 β-淀粉样蛋白或 α-突触核蛋白阻断了神经细胞的能量来源。

我们的身体大概由 60 兆个细胞构成。每个细胞都需要产生能量，创造新物质，驱动身体，维持生命。

心脏由构成心肌的细胞制造能量，这些能量会支持心脏的反复收缩和扩张，把血液运送至全身。肠道细胞制造了能量，我们才能够消化并利用碳水化合物、脂肪、蛋白质、维生素、矿物质等营养元素。脑部的细胞和身体的其他细胞一样也制造能量。神经细胞之间需要传递信息，神经系统必须担负起控制生理活动、维持生命的重任。但是，如果神经细胞中沉积了脑内老年斑，就无法高效地产生能量，过不了多久就会完全无法制造能量，最终死亡。

之前已经说过，阿尔茨海默病一般在发病前 20 ～ 25 年就已有苗头。这里说的苗头就是指神经细胞的退缩或变性，就是指神经细胞无法高效制造能量。

所有的细胞都以葡萄糖（血糖）为能量源。这里的葡萄糖指的是碳水化合物（糖分）经由肠道消化分解而来的单糖（碳水化合物的最小单位）。一组叫作"门静脉"的静脉血管系统将葡萄糖从肠道运送至肝脏，一部分葡萄糖在肝脏中合成肝糖原（葡萄糖的集合体），剩下的则根据需求运送至血液。血液中的葡萄糖会进入细胞成为能量源。但它无法自己进入细胞，而要借助胰岛素。胰岛素由胰岛 B 细胞分泌，只要血液中的葡萄糖浓度上升（尤其在餐后），胰岛 B 细胞就会分泌胰岛素将葡萄糖运至细胞内。

脑内的神经细胞一旦积满老年斑，葡萄糖就无法顺利地进入细胞。承担记忆功能的海马区是老年斑沉积最多的部位，因此认知障碍的典型症状是以记忆障碍为主的。

二、在谷物称霸餐桌前，酮体才是生命能量源

葡萄糖是细胞的能量之源。因此，我们早中晚都会以米饭、面包、面条等富含碳水化合物食物为主食。但是，在人类以米、麦等谷物为主食之前，是通过狩猎和采集度日的。也就是说，在漫长的历史中，人类都是靠食用肉类、果实、草木获取营养和能量。这些食物中当然也包含碳水化合物，但与谷物相比，其含量很少，不能成为能量的供应主体。

那么，在碳水化合物为能量源之前，人类靠什么物质生存呢？答案是酮体。

当大脑的神经细胞因 β-淀粉样蛋白的沉积，无法获取葡萄糖来制造能量，酮体可以代替葡萄糖供养神经细胞，这样就能避免神经细胞功能下降，乃至死亡。这一能源替代方案不仅对 80% 的阿尔茨海默型认知障碍有效，对路易体痴呆、帕金森病、癫痫、肌萎缩侧索硬化症（ALS）、青光眼等疾病也有一定效果。

三、葡萄糖与酮体大PK

（一）都通过细胞线粒体制造能量

人体是如何制造能量的呢？人类开始以谷物为主食后，首要的能量来源是碳水化合物（葡萄糖）。两餐之间如果血糖下降，胰岛 A 细胞就会分泌升糖素（胰高血糖素），分解储存在肝脏内的肝糖原，提升血糖。也就是说，胰岛 B 细胞分泌的胰岛素与胰岛 A 细胞分泌的升糖素作用是相反的，这样才能使人体血糖值保持在一定范围内。

然而，我们储存在肝脏中的肝糖原不过 100 克，换算成能量大约 400 卡路里，最多只够供给 8 个小时左右的生命活动。因此，我们的身体会在餐后 6 ~ 7 个小时感觉到饿，要求补充能量。肝糖原用尽后，其次成为能量源的是脂肪。储存在脂肪组织中的脂肪将从脂肪酸变成酮体成为能量源。等到脂肪全部用尽进入饥饿的最终阶段，构成我们身体的氨基酸（蛋白质的最终单位）会在肝脏中重新制造葡萄糖作为能量源使用。这一过程称作"糖异生"。

不管是葡萄糖还是酮体，被输送到细胞内之后都会进入线粒体这个能量加工厂，借助各种酶的作用，转化成三磷酸腺苷（ATP），与氧气一起燃烧代谢。细胞内的能量代谢，称为"三羧酸循环"。

（二）长命电池与短命电池

墨西哥的塔拉乌马拉族人，至今还保留着以狩猎为中心的生活方式。他们能够数小时不休地移动，甚至一天之中持续奔跑200公里。要是没有这样的能力，他们很可能无法狩得猎物，这个族群很快就会因为饥饿而灭亡。而支持他们这种狩猎生活模式的，是他们以脂肪为主要能量来源的饮食结构。

我们绝不可能像塔拉乌马拉族人一样持续奔跑200公里。并不是因为他们的身体构造或功能有什么特殊之处，而是因为我们以葡萄糖为能量中心的饮食结构，使我们身体的潜力无法充分发挥。正如先前所说，从谷物中摄取的葡萄糖，就算加上储存在肝脏中肝糖原，也只能供给身体8个小时的能量，因此我们每隔 6 ~ 7 个小时就要进食。不进食而持续奔跑数个小时，我们根本做不到。

用电池来打比方，我们使用的葡萄糖能量源是"短命电池"，塔拉乌马拉族人使用的则是酮体这种"长命电池"。已有数据证明，酮体的能量效率是葡萄糖的 1.25 倍。可以说，酮体是更为理想的能量源。

四、什么是酮体

酮体是一种饱和脂肪酸，是甘油三酯经由肝脏分解的产物。它是乙酰乙酸、β-羟基丁酸、丙酮这三种物质的总称。这三种物质并非都能转化为能量消耗，能够作为能量源的是 β-羟基丁酸。而同样分量的 β-羟基丁酸与葡萄糖相比，β-羟基丁酸产生的能量是葡萄糖的 1.25 倍。

人体脂肪包括甘油三酯、胆固醇、磷脂等多个种类，这些脂肪的主要成分是脂肪酸。脂肪酸由碳（C）、氢（H）、氧（O）构成。根据这些元素的不同组合方式，脂肪酸可大致分为饱和脂肪酸和不饱和脂肪酸。饱和脂肪酸中，根据碳元素的数量，可以分为短链脂肪酸（2、4、6 个 C）、中链脂肪酸（8、10、12 个 C）、长链脂肪酸（14、16、18 个 C）。

短链脂肪酸在黄油等乳制油脂中含量较多。中链脂肪酸在椰子油中含量较多，母乳、牛奶中也含 3% ~ 5%。长链脂肪酸多存在于牛肉、猪肉、鸡肉等动物性脂肪中。

（一）饱和脂肪酸并不是坏蛋

在泛滥的健康信息中，饱和脂肪酸被贴上了种种恶毒的标签——"使血液黏稠引起动脉硬化""肥胖的罪魁祸首"。大家或许已经有了"饱和脂肪酸＝不可以摄入的油脂"的印象。确实，如果摄入过量，会损害健康。但认定饱和脂肪酸都是恶性物质，是错误的。

我们回顾一下前面提到的三种饱和脂肪酸含量较多的食物，短链脂肪酸和长链脂肪酸在动物性脂肪中含量最多，而与此相对，中链脂肪酸的主要存在形式是椰子油。也就是说，短链脂肪酸和长链脂肪酸是动物性脂肪酸，而中链脂肪酸是植物性脂肪酸。

另外，虽然都是饱和脂肪酸，但短链、长链脂肪酸和中链脂肪酸的性质完全不同。首先，它们在人体肠道中被消化吸收的方式不同。吸收短链脂肪酸和长链脂肪酸，需要借助胰腺分泌的胰脂肪酶。而中链脂肪酸不需要借助消化酶就能够被吸收，其吸收速度大概是长链脂肪酸的 4 倍。其次，它们在肠道中被吸收后的路径不同。短链脂肪酸和长链脂肪酸会经由肠道进入淋巴系统，随淋巴液被运送至全身。如果人体储存的葡萄糖消耗殆尽，这些脂肪酸就会被转化为能量使用。然而，现代人顿顿饱食，只要每天正常吃饭，就不会发生葡萄糖不足的状况。没能被转化为能量消耗掉的短链脂肪酸和长链脂肪酸，会被肝脏回收合成甘油三酯、胆固醇，带来一系列疾病。与此相对，中链脂肪酸在肠道中被吸收后的路径，是直接运送至肝脏，迅速分解为酮体释放到血液中，自动进入细胞进行能量代谢，其转化速度大概是长链脂肪酸的 10 倍。酮体可以迅速被消耗，很难在血液中残留下来变成甘油三酯，也就不会储存在脂肪组织中导致肥胖。

中链脂肪酸中的碳元素数量为 8 个、10 个、12 个，其中有 8 个碳元素的叫作"正辛酸"，有 10 个碳元素的叫作"发酸"，有 12 个碳元素的叫作"月桂酸"（十二烷酸）。而 8 个碳元素的正辛酸在人体肝脏中能够最快被分解为酮体。

迄今为止，医学界已经进行了很多次以人为对象的临床试验，验证中链脂肪酸和酮体对阿尔茨海默型认知障碍的效果，所有试验都获得了正向成果。证明了酮体对于因脑内老年斑引发的、无法继续使用葡萄糖作为能量源的神经细胞有起死回生的作用。

（二）糖尿病，请别对酮体 Say No

如果本书的读者本人或家人患有糖尿病，对于酮体或许并无好印象，可能和大家对饱和脂肪酸的态度一样，认为"酮体＝坏蛋"。我的糖尿病患者中，有人听到酮体就表示担心和害怕，甚至会发火说："不要再用椰子油了！"

为何会有这种反应呢？因为 1 型糖尿病患者无法从胰岛B 细胞中分泌胰岛素，如果病情加重，就会引发糖尿病酮症酸中毒。这是指高血糖状态下血液中的酮体异常增加，形成高血酮，是糖尿病的代谢并发症。其主要症状为恶心呕吐、剧烈腹痛等，如果继续恶化，会出现脑水肿、昏迷，甚至死亡的严重后果。

但是，糖尿病酮症酸中毒的真凶并不是酮体。

如果发生糖尿病酮症酸中毒，要么是胰岛素分泌量极端减少，要么是身体需要胰岛素时没有及时分泌，要么是自体胰岛素抵抗，说明患者的身体使用葡萄糖的能力比以往任何时候都差。发病元凶是无法转化成能量被消耗而充溢在血液中的葡萄糖。这时为了维持生命，必须有能够代替葡萄糖作为能量源的物质，酮体不过是葡萄糖的替补队员。

要让酮体代替葡萄糖成为能量来源，必须在摄入酮体的同时控制碳水化合物的摄入。

我们实验室的研究小组以一对健康的同卵双胞胎兄弟为对象进行了临床试验。之所以将同卵双胞胎作为试验对象，是因为二者拥有同样的遗传基因，能够把因体质差异造成的误差降到最低。在试验中，同时食用椰子油和控制碳水化合物摄入的哥哥，空腹时血糖值与糖化血红蛋白（HbAlc）明显下降，血液中的胰岛素浓度也下降了。

我的糖尿病患者在食用椰子油并控制碳水化合物摄入后，不仅仅血糖值，最近一两个月的糖化血红蛋白也得到了明显改善。

我将在后面的文章中具体说说如果正确使用富含酮体的椰子油。只要应用得当，酮体不仅不会导致呕吐、腹痛、昏迷，还能成为护卫健康的生力军。

五、生酮状态

（一）当酮体成为电源

以酮体为能量源的体质，我们称之为"生酮状态"。

我们的能量代谢是以每 6 ～ 7 个小时摄入碳水化合物补充能量的饮食模型为基础，叫作"碳水化合物依赖状态"。当我们通过膳食改变能量源，推动生酮循环开始运转，碳水化合物依赖状态变为部分生酮状态，再进一步发展成酮体体质，渐渐就能转变为完全生酮状态。

下面就不同状态进行一下说明。

碳水化合物依赖状态

指平时以碳水化合物为主食，以葡萄糖为主要能量源的能量代谢状态。如果过量食用米面类的主食和甜点，没有作为能量消耗掉的葡萄糖会转化为脂肪堆积下来，导致肥胖，特别是内脏型肥胖。这时候血液中的酮体水平在 50mg/L（0.861mmol/L）以下。

部分生酮状态

指虽然摄取一定量的碳水化合物，但已经不会出现胰岛素分泌量超过基础指数的状态。碳水化合物依赖状态下肥大的脂肪细胞不会继续增加，但也不会缩小。血液中的酮体水平在三位数（100mg/L，即1.722mmol/L）以内。葡萄糖与酮体同时作为能量源被利用。

生酮状态

指严格限制碳水化合物、生酮循环完全运转的状态。胰岛素分泌量不会超过基础指数，血糖值下降，酮体成为主要能量来源，完成酮体体质的转换。血液中的酮体水平会超过四位数（1000mg/L，即17.22mmol/L）。脂肪细胞逐渐缩小，体重减轻。

（二）减肥啦

人体进入生酮状态，不但能够预防和改善早期认知障碍，杜绝生活习惯病，还有显著的减肥效果。其实，椰子油最开始受到关注，就是因为许多顶级超模都会食用椰子油来塑身。

生酮状态达成减肥效果有三大因素。

一是解除碳水化合物依赖体质。

肥胖最主要的原因，跟糖尿病是相同的——过量食用面包、甜点这类碳水化合物含量高的食品。想摄入碳水化合物，是因为身体以葡萄糖为能量源。如果转变成酮体体质，身体就不再需要葡萄糖了，即使不吃饭、不吃甜食都不会觉得痛苦。生酮状态无疑是一种瘦身体质。

第二个作用是减少甘油三酯。

我在帮助一位患者调整为生酮体质时，她的家人担心地问我："我母亲自从患了认知障碍，就经常窝在自己房间里，每天都不怎么活动，现在让她摄入脂肪，不会变胖吗？"

我们或许已经深深相信：不活动 + 脂肪 = 肥胖。可是，当身体转变成生酮状态，酮体会被迅速消耗掉，不用担心它变成甘油三酯堆积在身上。如果患者不爱活动，的确会相应地少消耗能量，但消耗人体最多能量的本不是运动，而是基础代谢，即心脏搏动、呼吸、消化等为了维持生命而使用的能量。基础代谢占据能量消耗的 60% ~ 70%，也就是说，三分之二的能量都是为了生存而消耗掉的。即便不怎么活动，只要限制碳水化合物摄入，生酮膳食摄入的脂肪全都会变成能量被消耗掉。

不仅如此，酮体还能减少已经堆积在脂肪组织中的甘油三酯。有研究报告指出，受试者用椰子油代替食用油一年之内，就会减重数千克。在我们实验室接受临床试验的那对双胞胎兄弟，限制碳水化合物摄入同时食用椰子油的哥哥，在没有特意运动的状况下，4周之内体重减轻了7千克。与此相对，饮食仍以碳水化合物为主的弟弟，4周之后增重了两千克。

第三，酮体有抑制食欲的效果。

研究表明，酮体能够抑制食欲。人的食欲由位于下丘脑的进食中枢控制。我们进食的时候，脂肪细胞中会分泌瘦素，向大脑的进食中枢发送"肚子已经饱了"的信号。然而，如果摄入的碳水化合物过量，负责接收瘦素信号的进食中枢的敏感性会降低，即使已经充分进食，还是感觉不到肚子饱，就会在无意中过量进食。而酮体能够将进食中枢对瘦素的敏感性提高3倍左右，这已经得到试验证实。成为酮体体质之后，即使少量进食也容易产生饱腹感。

生酮状态将我们从依赖碳水化合物的状态中解放出来，减少身体已有的甘油三酯，抑制食欲，是当之无愧的瘦身体质。酮体的减肥效果能够消除内脏型肥胖，这又能改善糖尿病症状，使认知障碍的患病率下降。

Chapter 4
第 四 章

解决篇：生酮膳食

一、借问酮体何处有

（一）神器就是椰子油

有一天，被诊断为阿尔茨海默病初期的 A 先生（78 岁男性）来看我的门诊。

"都有哪些症状呢？"我问道。

"除了认知功能下降之外，情绪也越来越低落。"

"你是从哪些方面感觉到自己的认知功能下降的？"

"我爱跳交谊舞，常年都在跳，对于舞步已经烂熟于心。但是，最近在跳舞时，单独的某个舞步还能完成，配上音乐需要将不同的舞步连续起来跳的时候，却总想不起该怎样跳，只能停下来。"

于是我建议他在膳食中加入椰子油。爱吃咖喱的 A 先生当天就买了椰子油，用在了晚餐的咖喱中。

没想到，第二天就有了效果。事后来复诊的 A 先生告诉我："第二天，我像往常一样去舞蹈教室，熟悉的音乐响起，舞步就不断在脑海中浮现。从未想过这么快就会产生效果，椰子油的功效实在太强大了。"

A 先生于是开始每天食用椰子油，他的症状逐渐改善，之前容易低落的情绪也随着认知功能的改善而变得积极乐观。椰子油不是药物，所以不用担心会有副作用，可以放心地每天食用。

　　仅仅食用椰子油，阿尔茨海默病引发的认知障碍竟然能有如此戏剧性的改善，别说 A 先生，就连常年为众多认知障碍患者看诊的我也十分惊讶。其实，最初听说食用椰子油能改善认知障碍时，我十分怀疑："区区食用油而已，能有什么作用？"在我们这个高速发展又浮躁的社会中，"某某东西对治疗某顽疾有显著疗效"一类的话题常常出现，总是热闹一段时间便销声匿迹。我当时觉得，椰子油也是诸如此类的东西罢了。

　　让我确信椰子油能够改善认知障碍是在我留美期间读到的一本书。那本书的作者是儿科医生玛丽·T. 纽波特。纽波特医生的丈夫史蒂夫先生于 2007 在被诊断出患有阿尔茨海默病，那一年他才 57 岁。纽波特医生想了许多办法来寻找阿尔茨海默病的新疗法，一旦发现有新的特效药物，就马上开始实践尝试，可丈夫的病情一直没有改善。有一天，她听说一家生物工程企业在研发阿尔茨海默病特效药的过程中获得了很好的治疗成果。这种特效药的成分是中链脂肪酸，是一种饱和脂肪酸。当时，在销售天然食品的超市里或网站上，很容易就能买到中链脂肪酸产品。并且，经过纽波特医生的研究，椰子油中所含的中链脂肪酸最丰富。

她马上让丈夫食用了椰子油，之后奇迹就发生了。

在食用椰子油的前一天，她丈夫接受了 MMSE 测试，只得了 14 分。次日上午她让史蒂夫先生食用了椰子油，下午再次对他进行 MMSE 测试时，竟然上升到了 18 分。史蒂夫食用椰子油才过了短短 4 个小时，这效果实在令人惊讶。

医学界还有一种测试认知功能水平的方法，是让患者画钟表。在食用椰子油之前，她让史蒂夫先生画钟表，他只能画出几个圆和乱七八糟的数字，几乎看不出画的是钟表。食用椰子油 37 天后，他竟能够完整地画出钟表的样子。

一旦患上阿尔茨海默病，认知功能只会随着时间推移不断下降，而不是时好时坏。所以史蒂夫先生能够画出完整的钟表绝非偶然。

据说在那之后，史蒂夫先生虽然有过几次后退症状，但每一次，纽波特医生都能根据他的病情对椰子油的食用方案做出改进，帮他渡过难关。现在，史蒂夫先生已经可以自己洗澡、刷牙，认知功能得到改善，至少可以做到生活自理，他的会话能力也提高了，以前挂在脸上的阿尔茨海默病患者

史蒂夫先生所画的钟表

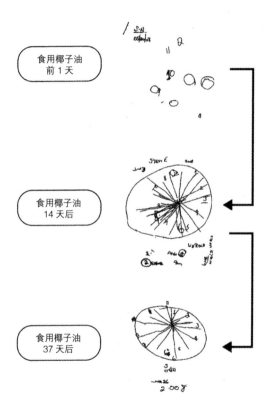

食用椰子油
前 1 天

食用椰子油
14 天后

食用椰子油
37 天后

玛丽·T.纽波特 著

《Alzheimer's Disease: What If There Was A Cure?》

特有的贫乏表情也有了可喜的变化。

纽波特医生将史蒂夫的案例写进了报告，在全美引起巨大反响。后来，纽波特医生收到了很多患者家属寄来的反馈书信，书信中也说到，开始食用椰子油的患者，病症几乎都得到了改善，遏制了症状的恶化。

（二）椰子油的效果也因人而异

纽波特医生的丈夫史蒂夫先生，在摄取椰子油 4 个小时后进行的认知功能测试比前一天高了 4 分；我的患者 A 先生，在食用椰子油之后的第二天，便能在交谊舞中顺利跳出连续的舞步。也就是说，他们在摄取椰子油之后，紧接着就看到了效果，酮体作为能量源被使用，神经细胞得到了一定程度的复苏。但是，像他们二位这样，摄取椰子油后立即有效果的人只是一部分，也有过了好几个月病情才有所改善的人。

其实，能不能立即呈现效果，由神经细胞的损坏程度、损伤部位、损伤范围大小等条件决定。不要因为没有立即起效而放弃，坚持很重要。

如果没有起效

要想看到椰子油发挥疗效，大前提是神经细胞尚未死亡。如果神经细胞已死，供给再多的酮体，也不能成为能量源被使用。从这个层面上说，椰子油最容易发挥功效的阶段是在阿尔茨海默型认知障碍初期。

非常遗憾地，还有一种情况是，就算神经细胞没有死亡，认知功能也未能好转，病情继续恶化。此时可以考虑两种原因：其一，中链脂肪酸在肝脏中无法分解成酮体，摄取再多椰子油都无法向神经细胞输送能量，认知障碍会不断加重。这种情况非常少见。肝脏中的中链脂肪酸能否被分解为酮体，可以通过检查血液中酮体水平来验证。

椰子油很难起效果的另一种情况是，患者自身携带会增加阿尔茨海默病患病风险的 APoE4 基因。但也不能一概而论。这种基因的大多数携带者都是早发性阿尔茨海默病患者。史蒂夫先生也是早发性阿尔茨海默病，事实上，他就是 APoE4 基因携带者。在史蒂夫先生食用椰子油的第二天就有了效果，纽波特医生在其专著里写道："别人来问我，像我丈夫这样的 APoE4 是否要尝试使用椰子油，我的回答是 Yes。"

（三）椰子油从哪儿来

椰子油是从椰子果肉里榨出来的油脂。除了作为食用油，将椰子油抹在皮肤蚊虫叮咬的部位还可以止痒，抹在头发与肌肤上，有保湿润养的功效。

椰子的主要产地是菲律宾、越南、泰国、斯里兰卡等热带地区，依赖全年强烈的日照。椰子树多生长在海边含盐分较高的土壤中，因此有很强的生命力。椰子树全身都是宝，我们不仅可以从成熟的果肉中提取椰子油，而且还可以将椰子表面覆盖的中果皮（柔软的纤维）做成绳子、扫帚、地垫等。果肉外的内果皮（硬壳），则可以做成装饰品、餐具等。

需要特别注意的是，椰子科的树种中，可以榨出食用油的有椰子和油棕。从油棕中提取的油是棕榈油，与椰子油是两种性质的油。市面上棕榈油比椰子油常见，很多人误以为棕榈油也可以改善认知障碍，其实不然，对认知障碍有效的，只有椰子油。

近年来的医疗研究，已经得出结论：反式脂肪酸会提高脑出血和心肌梗死的发病率。因此要尽量少食用人造黄油和起酥油。美国食品药品监督管理局（FDA）在 2018 年的本国食品供应中禁止了含反式脂肪的食品。这道禁令的背景是，现在已经找到了能够代替反式脂肪酸的油，那就是棕榈油。可是，经动物试验确认，棕榈油也会提高脑中风和糖尿病的发病率。

（四）大脑的呼唤：请用椰子油淹没我

自从纽波特医生公布了椰子油对认知障碍的改善效果，全球医学界进行了多项相关研究。从这些研究报告中我们得知，摄取的椰子油越多，对认知障碍的改善程度越高。

虽然摄入量尚未定出上限，已有研究小组以 20 位症状从轻度到中度各不相同的阿尔茨海默型认知障碍患者为对象，调查他们血液中酮体水平与认知障碍改善程度之间的关系。最新报告表明，血液中酮体水平达到 0.2mmol/L 以上，认知功能就有所改善。

在我们实验室的试验中，患者在摄入椰子油之前血液酮体水平为 0.04mmol/L，摄取 20 毫升的椰子油，4 个小时之后就能上升到 0.1mmol/L。

摄取的椰子油越多对认知功能的改善程度越高

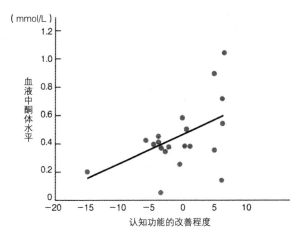

引自"voL.5,470-480, July 2008 © The American Society for Experimental Neuro Therapeutics, Inc."

（五）如何选择椰子油

推荐特级初榨椰子油

　　椰子油都是从椰子的果肉中提取出来的，制造方法却有好几种，成品的质量也不一样。想要改善认知障碍，请尽量使用品质高的椰子油。

我推荐椰子油中品质最好的特级初榨椰子油。特级初榨椰子油来自无农药栽培的椰子树，将果肉晾干后直接生榨出来。提取时不添加任何化学试剂。无任何涩味，口感清爽，有椰子特有的清香。

　　还有一种榨油工艺，是在40℃以下的低温环境中、不使用化学试剂慢慢压榨。提取方法有发酵分离和离心分离两种。发酵分离的初榨椰子油有非常浓烈的椰子香味，而离心分离法提取的椰子油香气醇和。二者品质相当，可以根据个人喜好挑选。

　　椰子油对认知障碍和糖尿病有改善作用，也有助于减肥，现在市面上出现了很多椰子油。根据椰子的原产地、制造方法、出品公司的不同，其香气和口味各有特点。选购的大致标准是，获得了有机栽培认证或是有国家检验报告的产品更有保障。

　　不推荐那种在晒干后的椰子果干中加入化学试剂高温提取的精炼椰子油。精炼椰子油更便宜一些。

关于饱和脂肪酸的碎碎念

　　如何区分我们做饭用的食用油是饱和脂肪酸还是不饱和脂肪酸呢？

饭菜凉下来之后，油脂如果变成了白色凝结物，就是饱和脂肪酸。相反，凉下来也没有凝结的就是不饱和脂肪酸。以饱和脂肪酸为主的动物油脂，凝结温度相对较高，在人的体温状态下，容易维持一种半固体形态，因此也容易使我们的血液变得黏稠。

　　椰子油是植物油，因含有丰富的中链饱和脂肪酸，会根据环境温度的变化呈现液体、半固体、固体的变化。室温在25℃以上时是透明液体，在20℃～25℃时是在液体中有穗状悬浮物的半固体，而在20℃以下时会变为固体状态。形态的变化并不会影响椰子油的性质，可以放心食用。基本上在避免太阳直射的地方常温保存就可以了。开封后尽量在一年内食用完。隆冬时节，室温状态下的椰子油是固态的。要将凝结的油脂化开，首先要确保瓶盖是拧紧的，不会有水进入。然后用40℃～50℃的温水隔水加热。千万不要用微波炉加热，容易引起火灾或烧伤烫伤。

　　大部分盛装椰子油的容器都是广口瓶。我们可以根据自己的计划分装在小瓶中。如果一天定量食用三次，而某一餐在外面吃饭，这时候小巧的分装瓶就非常方便。从瓶中舀取椰子油的时候，使用的勺子一定要清洁，不太干净或带有水分的用具会导致细菌繁殖。

（六）核心原则：维持酮体水平

关键在于将血酮水平维持在正常之上

常有认知障碍患者的家属问我："白泽大夫，椰子油要食用多久？"我总是回答："请食用一辈子。"认知障碍患者无法以葡萄糖为能量源，神经细胞陷入电力不足的状态，才会出现各种认知障碍症状。现在以酮体代替葡萄糖输送给大脑，让神经细胞重新打起精神。一旦血液中酮体不足，就会再次表现出认知障碍。因此，我们需要将血酮水平维持在正常以上。

椰子油是天然的可食用植物油，没有副作用。就像大家吃了饭才会有力气，吃了面包、面条才有足够的葡萄糖供给，食用椰子油也是一样。我的患者 A 先生在咖喱饭中加入椰子油，每天食用，大家也可以把椰子油当作基本食材，每天食用。

血酮水平峰值出现在食用椰子油 3 小时后

纽波特医生的丈夫史蒂夫先生最开始是每天分早中晚三次食用椰子油，每次服用大勺两勺半的量。但这种方式，一旦血酮水平降低，认知障碍的症状又会再度显现。因为在食用椰子油 3 小时后，人体血酮水平会达到峰值，再从这个节点开始慢慢下降，9 个小时后回归初始水平。如果一天服用三次，每隔 8 小时一次，到下一次食用椰子油时，血酮水平已经下降到一个相当低的数值了。可是，如果增加食用频率，又可能会摄取过量，导致肥胖。

纽波特医生的解决办法是：合用椰子油和中链甘油三酯（MCT）。椰子油中富含中链脂肪酸，但并非全是中链脂肪酸。而中链甘油三酯是将椰子油中的正辛酸与发酸提炼出来人工合成的中链脂肪酸。中链甘油三酯只产生肠道能够迅速吸收的中链脂肪酸，比椰子油吸收更快，能在肝脏中更快分解成酮体。另外，中链甘油三酯不含其他脂肪酸，用量比椰子油少，也可得到同样的血酮水平。在摄取量相同的情况下，摄入中链甘油三酯时，血酮水平要比摄入椰子油时稍高一些。

为了维持相应的血酮水平、不至于引发认知障碍，纽波特医生做了大量研究，最终的解决方案，利用了椰子油和中链甘油三酯对血酮水平产生影响的时间差。在史蒂夫先生的病例中，摄取中链甘油三酯大约一个半小时后血酮水平达到峰值，3 小时后恢复初始水平；而食用椰子油 3 小时后血酮水平达到峰值，7 ～ 8 小时后恢复初始水平。纽波特医生以此为基础，进行了多次试验，最后确定用量：每餐食用椰子油 1 大勺（15 毫升），中链甘油三酯 3 大勺（45 毫升）。

不过，史蒂夫先生的摄取量，并不是适合所有患者的最佳摄取量。生活方式、体质、认知障碍的发病程度等因素，都会影响身体对这种新能源摄取量的不同需求。我使用椰子油对认知障碍患者进行治疗已有数十年，根据我的观察和总结，史蒂夫先生的摄取量，对于亚洲人来说是过量了。请从每餐食用 1 大勺椰子油开始，自己探索适合本人体质的摄入量。特别是大脑和身体能量均不足的早晨，和精力消耗较大的午间，食用椰子油之后产生的效果是非常明显的。

椰子油虽然没有副作用，但作为油脂，根据使用人的不同，可能会有便秘或腹泻的情况出现，这时就要酌情减量。习惯食用椰子油之后，再慢慢增加摄入量。

限制摄入碳水化合物

这是使用酮体这种新能源的另一关键点。

开始食用椰子油之后，还像以前一样吃米饭、面条、甜点，患者的认知障碍基本上不会有什么改善。

像往常一样摄入大量碳水化合物，中链脂肪酸不会被分解为酮体。因为我们的能量代谢系统已经被数千年的膳食习惯训练得适应了一套能量源的先后代谢顺序。首先使用葡萄糖，葡萄糖不足或用尽，才会使用中链脂肪酸分解成的酮体。如果酮体也耗尽了，氨基酸才会在肝脏内通过糖异生转化为新的葡萄糖。

因此，在一定程度上限制碳水化合物的摄入非常必要。即便完全不摄入碳水化合物，依靠体内存留的葡萄糖，在一段时间内，供给脑部的能量源中，仍是葡萄糖占40%，酮体占60%。

不过，每餐都不吃米饭、面包等的主食，这种严格限制碳水化合物的方式也不可取，因为不容易实现，也难以长久坚持。每天摄入的碳水化合物占一天总量的20%，就不会阻碍酮体发挥作用。比如一个人一天需要摄取2000大卡热量，其中的20%也就是400大卡由碳水化合物分担。换算成白米饭，大概是一碗半左右。

限制碳水化合物摄入，不仅是为了让酮体成为有效的新能源，还能预防一系列导致认知障碍的生活习惯病，如糖尿病、高血压、内脏型肥胖等。

（七）生酮膳食

控制碳水化合物摄入，作为能量源的葡萄糖就会减少，但如果没有代替葡萄糖的能量源，我们的大脑就会违反减肥的意志，强烈要求富含碳水化合物的米饭、面条和甜点，或者过量摄入动物性油脂，极端破坏营养均衡，从医学和营养学角度来看这都是非常危险的。

控制碳水化合物摄入，关键在于饮食的品质。在此，我想具体解释一下将酮体作为能量中心的食疗方案：生酮膳食疗法。

生酮膳食以促进体内酮体生成、激活生酮循环（酮体代替葡萄糖成为能量源）为目的。这套食疗方案能够改善内脏型肥胖引起的糖尿病、高血压、血脂异常等，进一步预防由这些生活习惯病导致的动脉硬化，还可以无负担减重。

在日常诊疗中，我给阿尔茨海默型认知障碍患者制定的食疗方案比传统的"生酮饮食"更高一级，主要通过椰子油摄取脂肪，辅以中链甘油三酯的积极摄入，我称之为"MCT生酮膳食"。就像我们在双胞胎兄弟身上做的临床试验一样，在限制碳水化合物摄入的基础上食用椰子油，血酮水平会明显上升。

中链脂肪酸占摄取总能量的 60%

一般而言，以米饭、面条、面点为主食的亚洲人一天摄

MCT 生酮膳食的能量摄取明细

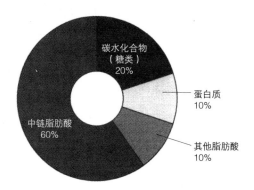

中链脂肪酸占摄取总能量的 60%，碳水化合物的摄取量
减少到一般饮食的三分之一。

取的能量中有 60% 来自碳水化合物、20% ～ 25% 的脂肪、
20% ～ 25% 的蛋白质。有时碳水化合物所占的比例甚至超
过 70%。这样的饮食结构，血酮水平不会超过 0.86mmol/L。

MCT 生酮膳食中，脂肪酸占摄取总能量的 70%，其中
能够变为酮体的中链脂肪酸占摄取总能量的 60%，剩下的
10% 为其他脂肪酸。碳水化合物的摄入量减少到一般饮食的
三分之一，也就是摄取总能量的 20%。

假设一个人平均每天摄入 1800 大卡，要保证中链脂肪

酸占摄取总能量的60%，就需要摄入1080大卡的中链脂肪酸。脂肪的热量大概1克是9大卡，因此一天应该摄入的中链脂肪酸是120毫升。不过，这个分量是最高摄入量，就算没有摄入这个分量，对认知障碍也会有改善。

我一般会推荐从一天三次、每次1大勺（15毫升）开始，然后观察身体反应酌情加量，注意加量不要超过上限。如果出现腹泻，就要暂时减量，摸索出一个适合自己的分量。需要注意的是，就算椰子油的摄取量不满一天3大勺（45毫升），也不能相应的增加米饭类主食的量。

一日三餐都不吃主食为佳

对照我们在第三章提到过的三种以饮食模型为基础的代谢状态，如果每餐摄入60克（每天180克）碳水化合物，就属于碳水化合物依赖状态。一碗150克的白米饭中，碳水化合物的含量平均为55克。如果你每餐要吃超过一碗米饭，就是完全的碳水化合物依赖状态。而且，估计没有人只吃米饭、面条等主食吧，甜点自不必说，水果、酒精类饮料中也含有相当比重的碳水化合物。也就是说，绝大多数亚洲人都处于碳水化合物依赖状态。

为了进入部分生酮状态，每一餐中碳水化合物的分量应阶段性地减少至 40 克，乃至 20 克。也就是每餐大约半碗白米饭。

为了进入生酮循环完全运转的生酮状态，每餐的碳水化合物有必要控制在 20 克以内。由于碳水化合物不仅限于米饭、面条、面点等主食，所以应该是三餐都不吃主食、只吃小菜的情形。做小菜的食材也尽量不要选择碳水化合物含量较高的薯类。当然，也不要吃甜点。

在推动身体生酮循环的过程中，最好是用糙米来代替白米饭。一碗 150 克的糙米饭所含的碳水化合物大约是 51.3 克，比白米饭的含量略少，同时糙米还富含维生素和矿物质。禁食甜点后，如果实在想吃零食，可以选用杏仁、腰果、核桃等干烤果仁，果仁中富含优质脂肪。

建议多吃

肉类：牛肉、猪肉、鸡肉。

＊建议多吃富含优质蛋白质的肉类。不要只吃一个种类的肉。我们不妨用猪肉来打个比方。猪肉中富含蛋白质，还富含在能量代谢中不可或缺的维生素 B_1。各个种类的肉，都各自含有其他肉类没有的营养元素。尽量少吃肥肉含量较多的五花肉，而选用里脊肉、腿部红肉，以及鸡胸肉。

鱼贝类：鱼类、贝类、虾蟹等的甲壳类、章鱼、乌贼等。

＊鱼贝类与肉类同样富含优质蛋白质。沙丁鱼、鲭鱼、竹荚鱼、秋刀鱼、金枪鱼、鲥鱼等青背鱼类中，富含二十二碳六烯酸（DHA）和二十碳五烯酸（EPA），可以帮助我们清扫体内的低密度脂蛋白胆固醇（坏的）和甘油三酯。

蔬菜类：西兰花、卷心菜等。"不要过量食用"和医嘱忌口的食物除外。

＊富含参与人体能量代谢的维生素、矿物质、微量元素，

可以发挥调节生理机能、抗氧化等作用。还能够减缓肠道对碳水化合物的吸收，富含膳食纤维，阻止身体对脂肪及盐分（钠）的吸收。

薯类：蒟蒻（魔芋）、魔芋粉。

水果：牛油果。

豆类及大豆制品：煮大豆、豆腐、纳豆、豆腐皮、豆腐渣、低盐少油的油炸豆腐团。
* 富含植物蛋白质，碳水化合物含量低。

蛋类：鸡蛋、鹌鹑蛋。
* 营养均衡的食品，一个鸡蛋中只含 0.1 克碳水化合物。

乳制品：乳酪、生奶油。
* 富含优质蛋白质。乳酪含糖较少，特别推荐。

零食：干烤果仁。
* 富含优质脂肪。

油脂：椰子油、白苏油、紫苏油、亚麻籽油、橄榄油。

* 除了椰子油，ω-3 脂肪酸和 ω-9 脂肪酸这样的不饱和脂肪酸也值得推荐。

调味料：酱油、味噌（白味噌除外）、蛋黄酱、醋、料酒、鱼露、咖喱粉。

* 咖喱中富含姜黄素，可以预防认知障碍。但用咖喱炒制或煨炖的面食是高碳水化合物食品，要避免食用。

不要过量食用

谷物：糙米。

肉类：甜煮食品。

鱼贝类：鱼糕、鱼饼等用鱼肉糜掺入面粉熬煮制成的加工食品。

蔬菜类：胡萝卜、牛蒡、莲藕等根菜。

水果。
* 水果富含维生素和矿物质，但碳水化合物含量也比较高，不能多吃。

豆类及大豆制品：豆浆、炒豆子。

乳制品：牛奶、固体状无糖酸奶。

油脂：色拉油。

调味料：汤汁调味料。

不能吃

谷物：除糙米以外的谷物以及脆饼等谷物制品。

肉类：时雨煮、佃煮①等加工食品。

鱼贝类：佃煮、鱼松、烤鳗鱼罐头。

蔬菜类：南瓜、玉米。

薯类：土豆、红薯、芋头、山药。

水果：水果罐头、100% 果汁、果脯蜜饯。

豆类及大豆制品：红豆、芸豆、菜豆、刀豆。

---

①甜烹海味。以盐、糖、酱油等烹煮鱼、贝、肉、蔬菜和海带制成的日本食品，味道浓重，可存放较长时间。

海藻类：调味海带、佃煮海带。

乳制品：含糖酸奶、加糖的搅打奶油。

零食：果仁以外的点心、饮料。

油脂：人造黄油、起酥油。
* 人造黄油和起酥油中含有增加脑出血或心肌梗死风险的人造反式脂肪酸，需要禁食。

调味料：砂糖、蜂蜜、白味噌一类的甜味噌，以及番茄酱、沙司、烤肉酱。

（八）烹调小贴士

有很多调制方法可以帮我们服用椰子油，最简单的就是用温热的饮品融化：加入温咖啡、奶茶、牛奶、豆浆、热可可等饮料里直接饮用。喝绿茶时加入一点也不错。绿茶清香和略涩的口感会与椰子油的脂厚之味中和，变得非常适口。不过，由于油水不相溶，茶汤之上会浮泛油珠。如果因此喝不下去，可以用电动搅打机将椰子油搅打至乳化，就不会感觉油乎乎的了。

后面我将介绍到，蔬果汁也有助于预防认知障碍。在蔬果汁中加入椰子油相当好喝。在温热饮品和蔬果汁中加入椰子油的方法简单可行，容易长久坚持。

椰子油还可以作为烹饪用油，因为初榨椰子油的烟点（Smoke Point）有177℃，在高温下可保持稳定。另外，椰子油是热带地区的产物，跟咖喱、冬阴功汤等热带风味菜肴十分相配。将椰子油加入汤品、做成沙拉调味汁或酱汁，能够增加香醇，让你品尝到更浓厚的味道。

与椰子油比较契合的调味料有蛋黄酱、醋、味噌、柠檬汁、芥末、咖喱粉、胡麻酱等。

（九）椰奶

有患者家属问我："我母亲无论怎样都习惯不了椰子油的气味，我非常为难，还有什么办法吗？"我的建议是："可以尝试一下椰奶。"

椰奶与椰子油同样富含中链脂肪酸。椰子的果肉经水浸泡、压榨提取出椰子油，将椰子油过滤，就得到椰奶。第一次榨取的椰子油，过滤后得到的是椰奶油；第二次榨取的二榨椰子油，过滤后才是椰奶。与一大勺椰子油中所含中链脂肪酸的量相当的椰奶量大概是 4 大勺（60 毫升）。椰奶除含有中链脂肪酸，还富含维生素、矿物质和植物纤维。

椰奶是乳化状态，在肠道中吸收得比椰子油要快。因此椰奶中所含的中链脂肪酸能更快地分解为酮体，使血酮水平迅速上升，转化为能量。可以说，椰奶比椰子油更难变成中性脂肪，完全不用担心肥胖的困扰。利用椰子油和椰奶调节血酮水平的时间差，可以让血酮水平保持在一定范围内，使改善认知障碍的作用发挥更长时间。

另外，因为椰奶的乳化状态，与椰子油相比更不容易引起溏便和腹泻。

血酮水平上升比较

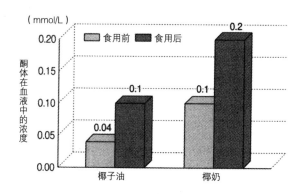

在我的研究小组进行的试验中，将含同样分量中链脂肪酸的椰子油和椰奶掺入咖喱，让受试者食用，4 个小时后测定其血酮水平。结果发现，食用椰奶者的血酮水平提高得更多。

顺天堂大学研究生院医学研究科 抗衰老医学讲座 白泽卓二

椰奶的摄取量是一天 120 毫升（与两大勺椰子油分量相当）。

目前市面上，椰奶比椰子油更常见，容易购得，也更便宜。购买椰奶也请尽量选择中链脂肪酸含量多的产品，这一信息一般会在外包装上标示出来。

椰奶本来就可以直接饮用，也可以像椰子油一样掺入咖啡、红茶、可可等饮料中，且不会有浮油。在炎热的季节，将椰奶淋在咖啡果冻、酸奶、冰激凌或刨冰上，非常好吃。用椰奶来做调味料也非常方便。与椰奶契合的调味料与椰子油相同。一些民族特色菜肴或西式煨炖菜中常加入椰奶一起烹煮，提味效果很好。

椰奶往往是罐装，开封之前要把罐口仔细清洗干净。开罐后注意不要让水进入椰奶，会滋生细菌。没有喝完的椰奶，要转移到保存容器中送入冰箱冷藏。开罐后的椰奶要尽量在两三天内用完。如果想继续保存，要转移到小容器或制冰盒里，放入冰箱冷冻室，冻成固体后用袋子密封好再冷冻保存。

（十）用椰子油进行口腔保健

我们在前面已经说过，牙齿的健康程度会影响认知障碍的患病率。椰子油也是口腔保健的神器。我首先推荐用椰子油漱口。我自己就是用椰子油漱口的践行者，每次漱完口都感觉口腔非常清爽。

椰子油的使用历史非常悠久，在印度传统医学韦达养生学中就曾被应用。口中含入椰子油，让椰子油涂满牙齿和牙龈，口腔中的细菌及细菌产生的毒素就会像被磁铁吸住一样，从牙齿、牙缝、牙齿和牙龈之间的沟槽（牙周）中被吸附出来。口含椰子油来回活动时间越长，就能吸出越多的细菌，这比任何牙刷和洗牙更能清洁口腔。

椰子油与唾液混合，能够进一步提高唾液的自净能力，口腔的 pH 值得到平衡，就会形成一个细菌难以滋生的口腔环境。

用椰子油漱口能够去除牙垢，预防口臭，治疗蛀牙、牙周病、牙龈脓肿，缓和牙龈炎症和感染，还能美白牙齿……整体改善口腔内的健康状况。

对口腔疾病以外的一些疾病和症状，也可以通过用椰子油漱口来缓解，如糖尿病、高血压、哮喘、支气管炎、疱疹、湿疹、皮肤炎、副鼻腔炎、偏头痛、失眠、腰痛、颈部疼痛、大肠炎、经前综合征，等等。

仅仅用椰子油进行口腔清洁，就能够改善这些疾病症状，你或许不太相信。但是已经有数百篇科学研究报告证明过，口腔健康与全身性疾病和慢性病有莫大关联。暂且不论椰子油对全身性疾病和慢性病的效果如何，它确实有很强的抑菌功能，对预防蛀牙和牙周病是切实有效的。

用椰子油漱口的方法非常简单，口含 2 ～ 3 小勺（10 ～ 15 毫升）的椰子油漱口即可。具体操作顺序是：

①要在空腹时进行，这是用椰子油漱口的第一原则。在

用椰子油漱口之前，为了产生一定的唾液，要先喝水。

②口中放入 2 ~ 3 小勺椰子油。

③双唇紧闭，让椰子油在牙齿和牙龈之间的缝隙反复推进推出，让椰子油涂满整个牙齿表面。

④让椰子油在口腔内持续滑动 15 ~ 20 分钟。

⑤把椰子油吐在餐巾纸上扔进垃圾桶。

⑥用水把口中残留的椰子油漱净，喝水。

用椰子油漱口时间越长越有效果。漱口时间若不足 10 分钟，椰子油就无法充分发挥作用、呈现理想的效果。用椰子油漱口时唾液也会继续分泌，椰子油与唾液混合后会乳化变成乳白色液体。如果吐出来的椰子油没有变成乳白色，就说明椰子油尚未在口中充分滑动。

第⑤个步骤中写，漱完口之后，要把椰子油吐出来。那是因为漱完口的椰子油中含有大量口腔细菌和毒素，千万不要咽下去。

请一天至少进行一次。特别推荐早上起床之后就用椰子油漱口。因为睡眠期间唾液分泌量极少，形成了一种非常适合细菌繁殖与毒素分泌的口腔环境，起床时用椰子油漱口会事半功倍。

二、植物生化素：抵御认知障碍，算我一个

（一）抗氧化的强力军

我在"建议多吃"的油脂中列出了橄榄油，特级初榨橄榄油中所含的植物生化素（Phytochemical）确有预防认知障碍的作用。

植物生化素的英文为Phytochemicals，其中Phyto是植物的意思，chemical是化学物质的意思，因此Phytochemicals就是指植物中所含的化学物质。植物不像动物能够活动，为了避免自体被有强氧化作用的紫外线伤害，就会制造出植物生化素。植物生化素会带给每种植物不同的颜色、气味和质感，而且大多数植物生化素都有强力的抗氧化功效。这样一来，植物生化素不仅能够预防动脉硬化，还能防止活性氧对细胞的氧化，从而保持我们血管的柔韧性，预防脑出血或脑梗死，降低脑血管疾病认知障碍的患病风险。

有大规模的流行病学调查证实，植物生化素还能够预防阿尔茨海默型认知障碍。植物生化素多存在于蔬菜、水果及豆类中，其种类超过10000种，现阶段已经详细研究的约有

900 种。多酚、胡萝卜素、黄酮类化合物、萜烯等都是代表性的植物生化素。鲜榨的蔬果汁中就含有各种各样的植物生化素。

在动物试验中，证实了石榴汁有预防阿尔茨海默型认知障碍的功效。研究小组对 6 个月大的试验白鼠的基因进行改写，使其在 14 个月（高龄期）时患上阿尔茨海默病。等到第 12.5 个月时，对这些试验白鼠投喂稀释了 40 倍的浓缩石榴汁，发现附着在海马区神经细胞中的 β－淀粉样蛋白减少了 48%。

另一项大规模流行病学调查以 1836 名日裔美国人为对象，把调查对象分为"一周喝三次以上蔬果汁""一周喝一两次蔬果汁"和"不喝蔬果汁"三组，分别研究阿尔茨海默病发病率。"一周喝三次以上蔬果汁"的小组与"不喝蔬果汁"的小组相比，阿尔茨海默病的发病率要低 76%。"一周喝一两次蔬果汁"的小组也比"不喝蔬果汁"的小组发病几率低 16%。

我长年在清晨饮用混合了苹果汁的蔬菜汁，制作起来并不费事。从明天起就尝试一下吧。

（二）葡萄酒中的多酚

大家都知道葡萄酒有预防动脉硬化的作用。同时，也有很多研究项目在探索葡萄酒对预防阿尔茨海默型认知障碍的效果。

其中一项试验是将 4 个月大的阿尔茨海默病模型白鼠分为两组，其中一组投喂酒精度稀释到 6% 的葡萄酒，另一组投喂等量的酒精。等这些白鼠长到 11 个月时，研究人员对它们进行了记忆测试，并测量了它们脑部神经细胞中 β - 淀粉样蛋白的沉积量及扩散面积。结果显示，投喂普通酒精的一组白鼠患上了阿尔茨海默病。与此相对，投喂葡萄酒的一组白鼠在记忆测试中得分比投喂前更高，达到了优秀，β - 淀粉样蛋白的沉积量及扩散面积也减少了。

葡萄酒所含的植物生化素，主要是花青素、黄酮类化合物和酯类化合物。虽然还不清楚具体哪一种成分能够预防阿尔茨海默病，但适量饮用葡萄酒对认知障碍的预防作用不可小觑。位于法国葡萄酒著名产地波尔多的波尔多第一大学做过相关的流行病学调查，结果证实了，每天饮用 400 毫升（大约 3 杯）葡萄酒的人，比起不喝葡萄酒的人，阿尔茨海默型认知障碍的发病率更低。

在此我想强调一下"适量饮用"的重要性。饮用葡萄酒要根据每个人的酒量而定，且不说不能喝酒的人，正常人每天大概喝 1 ～ 1.5 杯就足够。葡萄酒再好，喝多了也会对肝脏造成负担，一定注意不要饮酒过量。

（三）绿茶中的儿茶素

绿茶中的儿茶素也是一种植物生化素，在抑制阿尔茨海默型认知障碍发病风险方面也有不俗的表现。

对 12 个月大的阿尔茨海默病模型白鼠持续注射 60 天 EGCG[①]，白鼠大脑皮层和海马区、内嗅皮层的 β - 淀粉样蛋白面积减少了 47% ～ 57%。

（四）能够替代非类固醇抗炎药的植物生化素

阿尔茨海默病病情发展的特征之一，就是脑血管炎症。研究人员就此进行了多项流行病学研究，投予消炎药以检视其效果。结果表明，非类固醇类抗炎药对减少阿尔茨海默病发病率有一定效果。另外，感冒退烧药的成分布洛芬（非类

①中文名称为"表没食子儿茶素没食子酸酯"，是绿茶茶多酚的主要组成成分。

固醇消炎药）对阿尔茨海默病的预防效果也得到了证实。

根据这些研究，医学界对非类固醇抗炎药治疗阿尔茨海默病寄予了一定的希望。但是，治疗阿尔茨海默病需要长期用药，如果长期使用非类固醇抗炎药，对胃肠功能障碍和肾功能会有一定副作用，让老年人长期用药不太现实。

不过，最近发表的研究报告提出，发现了与非类固醇抗炎药作用相似的植物生化素，叫作"刺激醛"，特级初榨橄榄油中就含有这种成分。除此之外，各国的研究人员还在不断探究鲑鱼红肉中的色素成分虾青素、葡萄酒中的白藜芦醇、大豆异黄酮的主要活性因子染料木素、生姜的辣味成分姜辣素以及辣椒的辣味成分辣椒素等，研究这些植物生化素是否具有抗炎作用，是否能够发挥与非类固醇抗炎药相同的作用。

我比较关注虾青素。因为虾青素是为数不多能够通过血脑屏障的抗氧化物质。所有这些植物生化素，就算抗炎作用再强，无法通过血脑屏障就没有意义。

（五）咖喱中的谷氨酰胺

日常食物中，最有希望被证实能够降低阿尔茨海默病发病风险的是咖喱。印度人阿尔茨海默病发病率是美国人的四分之一。印度人与美国人饮食上的最大差异就在于食用咖喱习惯。

咖喱中的姜黄，含有谷氨酰胺，是一种多酚。

我们对 17 个月（高龄期）的阿尔茨海默病模型白鼠连续投喂了 5 个月混合有谷氨酰胺的饵料，其脑内 β - 淀粉样蛋白的沉积面积减少了 30%。

如果在咖喱中添加椰子油，对阿尔茨海默型认知障碍的改善效果可能会倍增。

三、限制热量

前文提到过，过量摄入动物性饱和脂肪酸（高热量饮食），会提高阿尔茨海默型认知障碍的发病率。反过来，也有报告指出，限制热量摄入能够降低发病率。

我们对 9 周的阿尔茨海默病模型白鼠进行了试验，连续 15 周减少其正常饮食 40% 的热量。等到 6 个月时，测量白鼠脑内 β-淀粉样蛋白的沉积面积，发现比试验之初减少了三分之一。可以推测，减少热量摄入，有可能延缓脑内老年斑的沉积进程。

四、有氧运动

我们还可通过运动预防阿尔茨海默型认知障碍。

在实验室试验中，让阿尔茨海默病模型白鼠来回奔跑，再检测其脑内老年斑面积，发现减少了52%。白鼠的记忆力有所提高，在负责短期记忆的海马区，新生神经细胞大大增加。具体的原理至今尚未明确。但可以确定的是，运动有益。

人类的有氧运动，也能激活大脑、改善记忆力。

美国得克萨斯大学的圣德拉·查普曼博士（Dr. Sandra Chapman）带领的研究小组，将习惯久坐的57～75岁受试者随机分为有氧运动组和不运动组。运动组需要用动感单车、跑步机等，每周做三次运动，一次1小时，连续做12周有氧运动。研究小组分别在试验前、试验刚开始、试验6周后、试验12周后（结束时）对调查对象平静状态下的脑部血流量、认知功能、心肺功能进行检测，发现运动组的受试者脑部海马区血流量增大，记忆力明显改善。

下面介绍一套locomo有氧体操。

单脚站立

增强平衡能力，强化腰腿附近的肌肉。

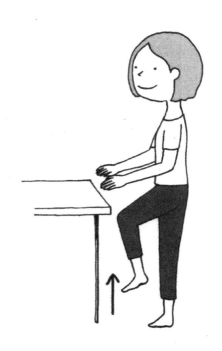

· 单脚抬起。

· 为避免摔倒，请在可以撑扶的稳当桌边进行。

* 单脚站立1分钟后换另一只脚抬起，每天重复3次。

单脚站立快要支撑不住时，用一根手指支撑在桌上保持身体平衡。

下蹲

　　强化腿部、臀部、腹部、后背等步行时使用的肌肉力量，减轻腰痛和膝关节疼痛。

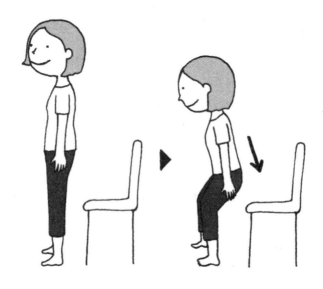

·安全起见，请站在椅子或桌边进行。椅子不能是带脚轮的椅子。
·两腿分开略比肩宽，脚尖向外呈 30 度角。
·慢慢曲膝做坐下的动作，臀部下沉。注意：曲膝时膝盖不要超过脚尖。
·腹部和背部用力。一面吐气一面曲膝。一面吸气一面起立，恢复到初始姿势。

＊每天重复 5 次。

五、使用你的大脑

要想激活大脑，就要在日常生活中频繁使用大脑。

经常用脑的人，是不容易得阿尔茨海默病的，这在美国的一项调查中已经得到证实。这项调查以修女为对象，分析了修女们在修道院写的作文。有的修女写出的文章像小孩子的文字一样单纯，有的修女写出的文章结构复杂、词汇丰富。到了老年，前者比后者患阿尔茨海默病的人更多。

我们的身体中有一种能够调节神经细胞生长的蛋白质，叫作神经生长因子（NGF）。神经生长因子有修复神经细胞功能、防止老化的作用。神经生长因子能够防止神经细胞树突功能下降，促进神经元发育、分化、生长和再生，从而形成神经循环。现代医学已经证实，神经生长因子的功能对预防和治疗阿尔茨海默型认知障碍是有效的。

意大利的帕维亚大学医学部神经科研究小组的试验证明，不论人到了多大年纪，恋爱带来的兴奋和喜悦能够增加血液中的神经生长因子。在试验中，研究小组把受试者分为"刚刚坠入爱河""没有恋爱对象"和"有交往很久的恋爱对象"三组，检测他们血液中神经生长因子的浓度。结果显示，

"刚刚坠入爱河"组是"没有恋爱对象"组神经生长因子浓度的 1.5 倍，是"有交往很久的恋爱对象"组浓度的 1.8 倍。由此可以解释，恋爱可以改善认知功能下降的状况。

Chapter 5
第 五 章

问答篇：或许你还想知道

我整理出了一些开始尝试生酮膳食疗法时，患者和家属常常问到的问题。也许这些问题正是你想问的，也许这些回答能更直接地让你了解预防和减缓认知障碍的关键点。

　　Q：生酮膳食疗法是否能够有效预防认知障碍？

　　A：以椰子油为中心的生酮膳食通过改变饮食和生活习惯改变了身体的代谢模式，能够预防认知障碍。

　　请回想一下我的实验室研究小组对尚未患病的同卵双胞胎兄弟进行的试验。在食用椰子油的同时限制碳水化合物摄入的哥哥，不仅血酮水平上升明显，近一两个月的空腹血糖值与糖化血红蛋白都明显下降。

　　也就是说，即便是没有出现认知障碍症状的人，通过食用椰子油、限制碳水化合物摄入，能够预防认知障碍的病因——糖尿病和高血压，减少脑部神经细胞中 β-淀粉样蛋白的沉积。

　　β-淀粉样蛋白的沉积在阿尔茨海默型认知障碍发病前 20～25 年就已经开始，如果人到中年时就开始生酮膳食，是可以预防这种疾病和脑血管疾病认知障碍的。

Q：我父亲被诊断为早发性阿尔茨海默型认知障碍。但他非常喜欢吃米饭。单纯地食用椰子油不可以吗？

A：食用椰子油与限制碳水化合物摄入两项并行，才能够唤醒"电力不足"的大脑神经细胞。

我有很多患者都属于习惯了以米饭为主食的碳水化合物依赖体质。而这种体质正是他们发展成糖尿病和内脏型肥胖的原因。下一步就很容易发展成阿尔茨海默型认知障碍，或发生脑中风，并发脑血管疾病认知障碍。

开始食用椰子油后，如果仍像以前一样以米饭为主食，血酮水平无法上升，神经细胞仍然充不上电。如果无论如何都离不开米饭，那就把白米饭换成糙米，只能在每天的两餐中摄入，并且每餐只吃半碗的分量，先尝试这种不是特别严格的控制碳水化合物的饮食方案吧。当然，点心和薯类就忘掉吧。

Q：治疗认知障碍的药物跟生酮膳食疗法可以并行吗？

A：没有问题。椰子油与药物并无冲突。

这是我在指导认知障碍患者及其家属进行生酮膳食疗法

时，往往首先被问到的问题。书中那位爱跳交谊舞的 A 先生，就是一边实践生酮膳食一边服用认知障碍药物的患者，完全没有出现副作用或病情恶化。

不论昂贵或安全的药物，都是化学合成的，必然出现某些毒副作用。而椰子油是纯天然植物油，作为食用油、作为护发护肤油，在几千年甚至几万年前就已经有人使用，其安全性是有保证的。如今，全世界范围内将椰子油作为日常食用油的人已越来越多，他们当中也有一些人需要长期服用各种各样的药物，至今都没有出现毒副作用的相关报告。大可放心。

Q：食用椰子油后出现溏便和腹泻怎么办呢？

A：这是人在食用油脂时都会出现的现象，请调整用量。

对便秘的人而言，食用椰子油可以使肠道的粪便变软，比较容易排便。但肠道功能较弱的人，如果每次食用椰子油都会腹泻，就会对日常生活带来不便。这时候就没有必要坚持一天三次，一次 1 大勺（15 毫升）的教条。毕竟我们最重要的目的，是通过坚持生酮膳食，为大脑神经细胞充电。

可以先暂时减少每次的摄入量。如果腹泻的状况得到改善，再逐渐增加，直至找到自己身体能够适应的不会腹泻的摄入量。另外，对于腹泻体质的人，在开始生酮膳食疗法时就应该以比较少的油脂摄入量，视情况调整。

Q：我父亲原本尿酸值就偏高，开始生酮膳食、摄入椰子油后尿酸值进一步升高。主治医生说会有发生痛风的危险，我是不是应该让父亲停止摄入椰子油？

A：确实会有一小部分人在食用椰子油后尿酸值上升，但生酮膳食并不会直接导致痛风。

尿酸是细胞新陈代谢时产生的物质。每个细胞里，都有记录个人遗传信息的脱氧核糖核酸（DNA）和复制这些信息的核糖核酸（RNA），核酸是生命最基本的物质。当核酸被氧化分解，就会产生嘌呤。嘌呤在肝脏中再次被氧化，最终的代谢产物便是尿酸。所谓"最终代谢产物"，就是说它无法再分解为其他物质。一旦血液中尿酸异常增多，就有可能引起痛风。这种疼痛通常首先发生在大脚趾，程度十分剧烈，据说只是吹到风就会引起剧痛。

高尿酸血的诊断标准是血液中尿酸值达到 70mg/L 以上。不过，诊断为高尿酸血，并不是一定会得痛风。我认为，引发痛风的元凶并不是过量的尿酸，而是我们免疫系统中的白细胞。白细胞身负保护我们身体免受病原菌等异物侵扰的重任，在体内各个角落来回巡逻，一发现异物就会发起攻击，避免感染病毒、细胞变异形成癌症等。尿酸也会被白细胞视为异物进行攻击。这时候就会形成针状物质，刺激我们的身体，导致痛风发作。但白细胞并不是天然就一定会对尿酸发起攻击的，只有在高尿酸血又同时满足了某些条件的时候，白细胞才会把尿酸视为异物进行攻击。虽然具体是什么条件目前还没有弄清楚，但这些条件刚好全都满足的情况为数不多。

如果是食用了椰子油之后被诊断为高尿酸血，那么请定期进行血液检查、进行过程观察。尽量不要过量摄取含嘌呤较多的酒精类饮料、动物内脏等。

Q：已经动脉硬化的患者，如果按照生酮膳食方案大量摄入椰子油，会不会加重病情？

A：摄入椰子油不会造成动脉硬化，也不会加速动脉硬化，还会激活抗衰老酵素。

椰子油中所含的中链脂肪酸，会在肝脏中迅速分解为酮体。只要你同时控制碳水化合物的摄取，这些酮体就能够代替葡萄糖作为能量源被消耗掉。

导致动脉硬化的是内脏型肥胖且伴有糖尿病、高血压、高血脂等两个以上的生活习惯病。只要生酮循环开始运转，酮体代替葡萄糖成为全体细胞的能量源，不仅能改善认知障碍，而且能够使血糖值和糖化血红蛋白下降，从而改善糖尿病，降低动脉硬化风险。

在前面已经介绍过，动脉硬化是血液中的低密度脂蛋白（LDL）从血管上的创口溜进动脉，被血管壁内侧巨噬细胞抓住后，其残骸堆积起来使血管内腔变窄而引起的。就像尿酸不是痛风的真正元凶一样，低密度脂蛋白胆固醇（LDL-C）——我们俗称的"坏胆固醇"也不是动脉硬化的真正元凶。

时下的保健宣传常常把胆固醇定性为导致高血脂、肥胖，致使动脉硬化发病的坏东西。但人体内的胆固醇，比起从食物中摄取的分量，肝脏内合成的分量要占绝大多数。胆固醇是我们生存不可或缺的物质。对身体没用或有害的物质，身体本身不会制造它。

胆固醇是每个人体细胞外强韧细胞膜的构成成分。如果胆固醇不足或枯竭，细胞膜就会崩坏，细胞就会死亡。人体分泌的脂肪消化酶——胆汁、由肾上腺皮质分泌的肾上腺素、性腺分泌的性激素等，都必须以胆固醇为原料。

之所以有人会觉得胆固醇是加重动脉硬化的坏家伙，是因为隐藏在胆固醇背后的活性氧。当身体进行能量代谢时，葡萄糖或酮体会通过三羧酸循环（TCA）变成一种能量物质：三磷酸腺苷（ATP），这种能量物质与氧气一起燃烧，就变成热量。通过能量代谢燃烧的氧气基本上会还原成水，但也有极少比例变成了活性氧。活性氧是一种不稳定的结构，急切需要与其他物质结合变成稳定物质，这叫作"氧化应激反应"。活性氧与低密度脂蛋白胆固醇相结合（氧化应激），产生脂类过氧化物。这种物质进入细胞膜内侧，就会引起或加重动脉硬化。另外，细胞膜的胆固醇也会被活性氧氧化，使细胞开始老化。除了能量代谢会产生活性氧，紫外线、吸烟、废气等有害物质，以及压力过度都会产生活性氧。

不过，我们的身体并不是只受活性氧攻击而不反抗的。我们天生就有保护身体免受氧化应激反应的防御系统，担任防御功能的就是抗衰老酵素群。但是，随着年龄的增长，抗衰老酵素群会失去活性，渐渐无法承担将活性氧的氧化应激变得无害化的重任，这就是老化的开始。

但是，研究表明，椰子油在抗衰老方面能够起到积极作用。此项作用已得到证实，美国加利福尼亚大学旧金山分校的埃里克·韦尔丹博士（Eric Verdin）已在权威学术期刊《科学》杂志上发表了相关论文。我曾与韦尔丹博士面对面交谈过，我认为这是一个非常伟大的发现。

韦尔丹博士发现及证实的是，构成酮体的成分之一、成为能量源的 3-羟基丁酸能够使抗衰老酵素群活性化。往装有抗衰老酵素群的试管中加入 3-羟基丁酸，超氧化物歧化酶（SOD）被激活了两倍，过氧化氢酶被激活约 2.2 倍。韦尔丹博士进一步试验，在试管内发生的状况是否能够在生物体内同样发生。在试验白鼠体内植入能够分泌 3-羟基丁酸的装置后，投喂了"百草枯"这种农药。百草枯中含有能够诱发剧烈的氧化应激反应的毒性。结果，试验白鼠体内的抗衰老酵素群活性化率上升，构成细胞的蛋白质没有被百草枯氧化。这证明了，不仅在试管内，在生物体中，酮体也能够激活抗衰老酵素群，使活性氧的氧化应激变得无害。

也就是说，椰子油不仅不会引起或加重动脉硬化，而且能够改善成为动脉硬化原因的糖尿病，同时能与动脉硬化的元凶活性氧结合，减少其对人体的毒害。

Q：有没有哪种情况是不适合生酮膳食的？

A：不适合生酮膳食的情况几乎不存在。但是如果低密度蛋白胆固醇（坏的）值高的人，需要注意椰子油的摄入量。

纽波特医师曾指出患有高 LDL 血症（血液中低密度脂

蛋白胆固醇的浓度偏高）这种脂肪代谢问题的人，需要注意中链脂肪酸的摄入。我认为她是担心脂肪代谢有问题的人食用椰子油后可能会使血液中低密度蛋白胆固醇升高。

的确，椰子油的中链脂肪酸里，8 个碳原子的正辛酸能够被非常迅速地分解为酮体，不会合成胆固醇，但 12 个碳原子的月桂酸既有可能被分解为酮体，也有可能合成胆固醇，这一点需要注意。

本身 LDL 胆固醇高的人，建议在摄入椰子油 3 个月之后到医院检测一下 LDL 胆固醇值。如果指数升高，就用别的椰子油来替代之前食用的椰子油，观察 LDL 胆固醇值有什么样的变化。因为，椰子油所含的三种中链脂肪酸的比例，会根据产品不同而有差异。LDL 胆固醇值高的人，多尝试几种椰子油产品，尽量选用含月桂酸少、正辛酸多的产品。

Q："不饱和脂肪酸是好油"这句话是真的吗？

A：椰子油这种饱和脂肪酸就对人体有益。笼统地把一个大类的物质定性为好或坏是不对的。有一些不饱和脂肪酸，的确对大脑有益，值得食用。

动物来源的饱和脂肪酸确实会提高阿尔茨海默病的发病率，但植物来源的椰子油正好相反，还能够改善认知障碍。

笼统地把一个大类的物质定性为好或坏是不对的。同理，给人印象良好的不饱和脂肪酸也并非全对身体有益。

在具体讨论益处和坏处之前，我们先看一下不饱和脂肪酸分什么种类、有什么样的性质。不饱和脂肪酸，可以根据其双链碳原子的数量分为两大类，有一处双链碳原子的为单不饱和脂肪酸，有两处以上双链碳原子的为多不饱和脂肪酸。

单不饱和脂肪酸又叫 ω-9 系列脂肪酸，比如说油酸；多不饱和脂肪酸包括 ω-3 系列脂肪酸和 ω-6 系列脂肪酸。ω-3 系列脂肪酸中有二十二碳六烯酸（DHA）、二十碳五烯酸甲酯（EPA）、α-亚麻酸等，ω-6 系列脂肪酸中有烟油酸、γ 亚麻酸、花生四烯酸等。

在富含不饱和脂肪酸食物中，对人类大脑有益的是富含 ω-9 系列脂肪酸的橄榄油，和富含 ω-3 系列脂肪酸中DHA、EPA 的青背鱼、紫苏油、亚麻籽油。

大量使用橄榄油的地中海饮食（Mediterranean Diet），被认为是能够预防阿尔茨海默型认知障碍的饮食方案，已有相关流行病学调查能够证实。

研究人员曾在美国纽约曼哈顿针对 1984 位成人居民的健康状况与饮食内容之间的相关性进行了流行病学调查。他们把调查对象分成三组，分别是："最接近地中海饮食的""最不接近地中海饮食的"，以及"处于二者之间的"。结果证实，"最接近地中海饮食的"一组与"最不接近地中海饮食的"一组相比较，阿尔茨海默型认知障碍发病率低了68%。"处于二者之间的"一组与"最不接近地中海饮食的"一组相比较，发病率也要低53%。

地中海饮食所使用的橄榄油具有减少血液中LDL胆固醇的作用。与椰子油一样，橄榄油也根据提取方法的不同有不同的分类，推荐大家食用特级初榨橄榄油。因为，在特级初榨橄榄油中，含有能够预防认知障碍的植物生化素，拥有非常强的抗氧化作用成分。

另外，ω-3系列脂肪酸是建议多食用的油。DHA、EPA在鲭鱼、沙丁鱼、金枪鱼、秋刀鱼、鲥鱼等青背鱼中含量丰富。DHA和EPA能够减少血液中的LDL胆固醇和甘油三酯，增加高密度脂蛋白胆固醇，还能够抑制血小板凝固，预防形成血栓，预防动脉硬化，以及抗过敏和消炎作用。

DHA多集中在脑部神经细胞前端的突触中，如果DHA不足，信息就无法顺利传递，对记忆能力造成影响。多项流行病学调查结果显示，日常饮食中多吃鱼类的老年人，患认知障碍的比例较少。在动物试验中也证实了DHA与认知障碍的预防有紧密联系：把18个月（高龄期）的认知障碍试验白鼠分成两组，其中一组投喂含有 0.6%DHA 的饵料，连续投喂 3.5 个月之后检测，其脑部老年斑的面积减少了 40%。

富含 ω-3 系列脂肪酸的还有植物油中的紫苏油和亚麻籽油。食用这两种油，都可以在体内合成 DHA 和 EPA。比较合适的摄入量是每天 1 小勺。这两种油都比较容易氧化，因此不适合高温加热，可以作为沙拉调味料使用。因为紫苏油和亚麻籽油并无特别的味道，跟盐、酱油、果醋等任何调味料都合得来。

在这里，我更想提醒大家注意的是，不饱和脂肪酸中 ω-3 系列脂肪酸和 ω-6 系列脂肪酸的摄取比例。富含 ω-6 系列脂肪酸的是我们常见的大豆油、葵花籽油、玉米油，价格相对便宜，在家庭中普及度更高。但是 ω-6 系列脂肪酸会使细胞膜硬化、引起炎症反应，与 ω-3 系列脂肪酸所起作用正好相反。也就是说，过量食用 ω-6 系列脂肪酸容易引发高血压、动脉硬化、过敏性疾病。现在的亚洲人就处于 ω-6 系列脂肪酸摄入过量状态。

ω-3 系列脂肪酸与 ω-6 系列脂肪酸的摄取比例，最好是 1：2 ～ 1：4。达不到这个比例，血管中就容易出现炎症，容易发生动脉硬化。请尽量注意。

Q：生酮膳食疗法要如何实施，才可以发挥出最大功效？

A：尽量早中晚三餐每餐食用椰子油。

为了改善认知障碍，并持续巩固其效果，需要将血酮水平维持在一定范围。食用椰子油之后 3 小时左右，血酮水平达到峰值，8 ～ 9 个小时后又会恢复到初始状态。因此，在早中晚固定时间食用椰子油是比较理想的方式。

另外，还要弄清楚患者在食用椰子油后多长时间病情得到改善，之后过多久病情又开始恶化。生酮膳食要求食用椰子油与 MCT 同时进行，根据实际情况灵活调整食用剂量和频次。

再强调一次，一定要限制碳水化合物的摄入。

酮体不仅会成为脑部神经细胞的能量源，还会被其他细胞和肌肉消耗。

能量代谢低下的夜间如果食用过量，有可能消耗不完而导致肥胖，这一点请一定注意。

Q：听说开始生酮膳食后，会加重体臭和口臭，怎么做才可以控制臭味呢？

A：通过运动，或是进行不太严格的碳水化合物限制，

能够消除体臭和口臭。

刚开始实行生酮膳食疗法时出现的体臭和口臭，来自酮体之一的丙酮。丙酮有酸臭味，随着血管流经全身，就会变成体臭散发出来，或是混在呼出的口气中释放出来。体臭和口臭都只会出现在生酮膳食实施初期，生酮循环高效运转后，会自然消除。

无论如何都比较在意的人，可以通过运动来消除。运动可以促使生酮循环顺畅运转。另外，稍微放宽对碳水化合物的限制，也有一定作用。

著作权合同登记号　图字：30-2017-156

NINCHISHO NIWA COCONUT OIL GA KIKU
© Takuji Shirasawa 2015
First published in Japan in 2015 by KADOKAWA CORPORATION, Tokyo.
Simplified Chinese translation rights arranged with KADOKAWA CORPORATION, Tokyo
through CREEK & RIVER Co., Ltd.

图书在版编目（ＣＩＰ）数据

生酮膳食疗法：如何预防和减缓认知障碍／（日）
白泽卓二著；陈静译. —— 海口：南海出版公司，
2018.2
ISBN 978-7-5442-6567-6

Ⅰ. ①生… Ⅱ. ①白… ②陈… Ⅲ. ①阿尔茨海默病
－食物疗法 Ⅳ. ①R247.1

中国版本图书馆CIP数据核字(2017)第292872号

生酮膳食疗法：如何预防和减缓认知障碍
〔日〕白泽卓二 著
陈静 译

出　　版	南海出版公司　　（0898)66568511
	海口市海秀中路51号星华大厦五楼　　邮编 570206
发　　行	新经典发行有限公司
	电话(010)68423599　　邮箱 editor@readinglife.com
经　　销	新华书店

责任编辑　崔莲花
特邀编辑　黄渭然
装帧设计　朱　琳
内文制作　博远文化

印　　刷	山东鸿君杰文化发展有限公司
开　　本	787毫米×1092毫米　1/32
印　　张	4.5
字　　数	75千
版　　次	2018年2月第1版
	2018年2月第1次印刷
书　　号	ISBN 978-7-5442-6567-6
定　　价	39.00元